高原上的牙齿

མཐོ་སྒང་གི་མཆེམས་དཀར་འཛུམ་མདངས།

李毅萍◎主编

科学技术文献出版社
SCIENTIFIC AND TECHNICAL DOCUMENTATION PRESS
·北京·

图书在版编目（CIP）数据

高原上的伶牙皓齿：汉文，藏文 / 李毅萍主编. —北京：科学技术文献出版社，2020. 9
ISBN 978-7-5189-7117-6

Ⅰ. ①高⋯ Ⅱ. ①李⋯ Ⅲ. ①口腔—卫生—汉、藏 Ⅳ. ① R780. 1

中国版本图书馆 CIP 数据核字（2020）第 167894 号

高原上的伶牙皓齿

策划编辑：李　丹　　责任编辑：李　丹　　责任校对：张永霞　　责任出版：张志平

出 版 者	科学技术文献出版社
地　　址	北京市复兴路15号　邮编 100038
编 务 部	(010) 58882938，58882087（传真）
发 行 部	(010) 58882868，58882870（传真）
邮 购 部	(010) 58882873
官方网址	www.stdp.com.cn
发 行 者	科学技术文献出版社发行　全国各地新华书店经销
印 刷 者	北京时尚印佳彩色印刷有限公司
版　　次	2020 年 9 月第 1 版　2020 年 9 月第 1 次印刷
开　　本	880 × 1230　1/32
字　　数	30 千
印　　张	2　彩插 8 面
书　　号	ISBN 978-7-5189-7117-6
定　　价	20.00元

编委会

主编简介

李毅萍，中南大学湘雅口腔医（学）院 教授，主任医师，硕士研究生导师。长期从事口腔修复、种植的教学、临床、科研及医院管理工作，主攻生物材料方向。

现任中华口腔医学会全科口腔医学专业委员会委员；中华口腔医学会美学口腔医学专业委员会委员；中国整形美容协会口腔整形美容分会理事；湖南省医学会常务理事；湖南省医师协会常务理事；湖南省医学会医学鉴定专家；湖南省健康管理学会口腔健康管理专业委员会常务委员；湖南省口腔医学会修复学专业委员会副主任委员；湖南省口腔医学会美学专业委员会副主任委员。

大家一起来刷牙

小小的口腔，大大的健康！别看牙齿只是我们身体小小的一部分，但是作用大着呢！口腔疾病一般不致命，但无时无刻不影响着你的心情和生活质量，小到吃东西难受，大到影响全身健康。西藏自治区所辖的高原地区由于环境、饮食习惯的差异，受各方面条件的限制，口腔疾病往往给百姓的生活带来更大的困扰，千万不要小看口腔疾病哦！

在高原地区，怎样才能更有效地预防口腔疾病呢？让我们一起走进口腔世界，给身体健康加个保险吧！

为什么高原地区的人们要更加重视口腔健康？

1. 低氧环境

高原地区的低氧环境会引起人体血液流变学的改变，导致血流速度缓慢甚至停滞，牙龈组织得不到充分血液灌溉，容易发生感染和萎缩，而使牙周组织长期处于炎症状态，导致牙周组织再生功能下降，牙周组织的抵抗力降低，加速了牙周炎的进程。

2. 气候环境

高原地区，尤其是西藏自治区海拔高、辐射大、气温偏低、多风沙、气候非常干燥，结合低氧环境会影响口腔分泌功能，使唾液分泌减少，降低口腔的自洁能力，使高原地区的人们容易患上唇炎、舌炎等疾病，口腔内更容易聚集食物残渣，形成牙结石，导致细菌滋生，从而引起牙龈炎和牙周炎等疾病。

3. 饮用水源

高原地区常年缺水，一方面，饮用水以地下水和雪融水为主，这类水源矿化程度高，矿化物质容易在牙齿表面沉积，形成牙结石，滋生细菌，破坏牙龈组织和牙周组织；另一方面，大部分高原地区饮用水源缺少氟，而饮用水是人体摄入氟的主要来源，缺少氟会导致牙齿容易患龋（即形成虫牙），适量的氟还有抑制细菌生长代谢、促进牙齿抗酸的能力。摄入适量的氟对于口腔健康是非常有必要的。

目前，关于高原口腔健康教育的资料仍然非常少，生活在高原地区的人们对口腔知识的了解也非常匮乏，期待人们能够逐步重视口腔健康，关爱自己。

前言

习近平总书记在全国卫生与健康大会上强调：“没有全民健康就没有全面小康。”口腔健康是全身健康的重要组成部分，是一个国家和民族文明程度的标志之一。我国于1989年提出每年9月20日为“全国爱牙日”，全民口腔健康得到了国家高度重视。

民以食为天，食以牙为先；貌美牙为先，齿白七分俏，拥有一口健康、洁白、整齐的牙齿，可以提升整个人的自信。在西藏自治区山南市援藏的日子里，发现当地口腔疾病发病率高于全国平均水平，口腔健康状况不容乐观，最常见的是龋病和牙周疾病，群众的口腔保健意识淡薄，口腔疾病防治之路任重而道远。经查阅文献、访谈当地居民、观察饮食习惯和环境的差异，很多患者的情况都深深触及我的灵魂。我作为一名口腔专科医生，想要改善这种情况，能够做些什么？我能够为患者、为当地留下些什么？这些问题一直萦于脑海，让我反复地琢磨、回味，那些临床工作中发生的点滴自始至终难以忘却。随着援藏工作走向倒计时，我和我的团队着手撰写了《高原上的伶牙皓齿》一书。本书结合西藏自治区的高原特点，综合口腔解剖生理特点、高原口腔常见病的治疗、预防及保健，以此成文，希望通过藏汉文字的传导，引起当地百姓对口腔健康的重视和对自身健康的关注，逐步提高百姓的健康行为水平，培养健康素养。期望本书的出版，能够对读者有所裨益。如书中有不足之处，还请读者批评指正。

本书的编写、成书，感谢湖南省第九批援藏工作队的支持，感谢西藏口腔医学会、山南市藏医医院、中南大学湘雅口腔医（学）院的鼓励和帮助，尤其是研究生团队潘婷同学、本科生成京蓉同学的热心奉献。在此，我表示诚挚的谢意。

李毅萍

目录

口腔解剖生理结构与口腔保健常识

牙齿的结构和功能

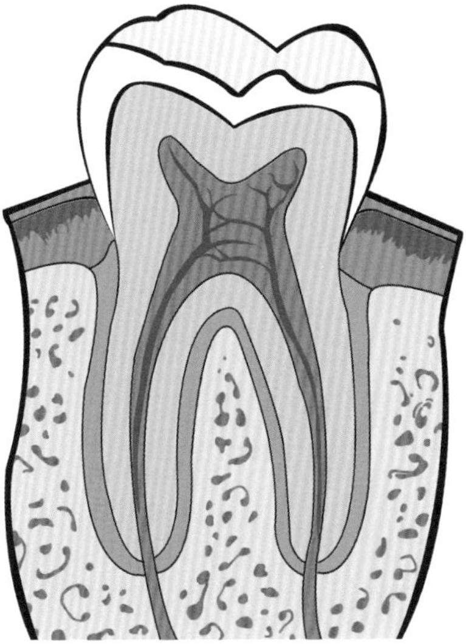

每颗牙齿均由牙冠、牙根和牙颈部3个部分构成，牙体组织包括4个部分。

◎ 牙釉质：牙齿最表面乳白色的一层，厚约2 mm，硬度最大，牙颈部牙釉质最薄。

◎ 牙本质：牙釉质下方，色淡黄，硬度比牙釉质低。

◎ 牙骨质：结构与骨相似，位于牙根表面。硬度比牙本质低。

◎ 牙髓：是位于牙中心的结构，其中有神经血管。牙齿的疼痛感觉器位于此处。缺损接近牙髓会引起牙齿的炎症、疼痛。

牙齿的分类和功能

根据功能，牙齿可分为3种。

◎ 切牙：由面部中线画线，从中线往两边数，第一、第二颗牙是切牙，负责切割食物。

◎ 尖牙：第三颗牙是尖牙，可以撕裂、固定食物。

◎ 前磨牙、磨牙：第四、第五颗牙为前磨牙，第六、第七、第八颗牙为磨牙，其中第八颗牙也被称为智齿。前磨牙、磨牙的功能是捣碎食物。

根据牙在口腔存留的时间可分为乳牙和恒牙。

◎ 乳牙：婴儿出生后6个月左右萌出，2岁半时全部萌出，6～7岁至12～13岁依次脱落，被恒牙所代替。乳牙共计20颗。

◎ 恒牙：第一颗恒牙（第一恒磨牙）自儿童6岁左右时萌出，也叫六龄齿。其他恒牙依次萌出，在儿童13岁左右全部替换完成，总共28～32颗，智齿（第三磨牙）一般在16～25岁萌出，但有些人的智齿始终不会萌出。

乳牙正常形态的形状规则是左右两边对称分布，但是由于发育不良和其他外界因素的影响，可能会导致牙齿形状异常。

窝沟点隙

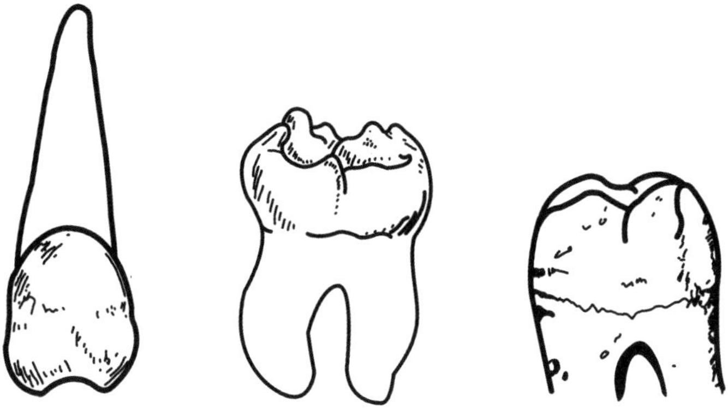

牙齿殆面上存在窝沟点隙，有利于食物的咀嚼和排溢，但是并不是所有的窝沟都能恰到好处，有些儿童的恒磨牙窝沟比较深，而儿童不能很好地保持自己的口腔卫生，如不做处理，食物残渣很容易在窝沟点隙处积存，导致细菌繁殖，演变成龋齿。所以，对于六龄齿已经萌出的儿童，一定要及时去医院做口腔检查，将过深的窝沟点隙用树脂封闭起来，预防龋病。

颌关系

如果牙齿像溶洞的石钟乳一样排列不齐，谁看到都会被吓一跳。如果您有一口洁白整齐健康的牙齿，当然能提升颜值和自信！怎样才算是健康、整齐的牙齿排列呢？

牙齿排列特点

牙齿排列形态

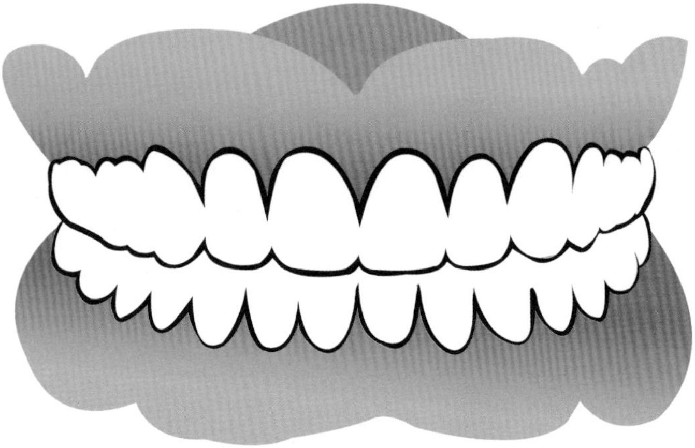

锯齿状排列

正常的牙齿尖窝相对，呈锯齿状，形成良好的咬𬌗、咀嚼功能，利于发音。

牙体近远中倾斜

如果牙齿排列关系畸形，可能会影响到咀嚼、发音、美观等功能，严重者还可导致颞下颌关节疼痛。所以，对于不良的牙齿咬𬌗畸形，要趁早去医院做口腔检查，由医生进行诊断和治疗。在实际生活中，具备理想𬌗的人非常少，如果只是轻微的牙齿排列畸形，但对生理功能并无明显的妨碍，肌肉和关节与牙齿之间协调，也可以不矫正。

牙齿颊舌向关系及上下关系

深覆盖

深覆盖是指上前牙与下前牙前后超过3 mm，有一点像我们常说的龅牙。其实可以简单理解，轻度的深覆盖不会有龅牙，严重的深覆盖常常伴有龅牙，需要找医生拍摄影像片检查，自己判断难免会有误差。

深覆盖不仅影响面部美观，还会影响颅颌面发育，导致口腔不易被清洁，影响口腔功能正常发挥，如造成发音异常、影响正常呼吸等，甚至影响全身健康。

深覆𬌗

深覆𬌗是指上牙包住下牙超过2～3 mm。表现为：上下牙咬𬌗时，上牙盖住下牙过多，但是牙𬌗并不会突出，就是我们常说的短下巴人群。深覆𬌗可能随着年龄增长不断加重，严重的下牙可以咬到上颌的硬腭黏膜，以至于不能咬𬌗，还容易造成颞下颌关节创伤，产生疼痛、弹响等，一定要及时治疗。

舌的组成和作用

◎ 舌包括舌根、舌体和舌尖。

◎ 舌乳头中有味蕾，可以感受味觉。

◎ 舌侧面对酸味敏感，舌尖对甜味敏感，舌根对苦味敏感，舌的各部分都对咸味敏感。

◎ 舌下黏膜。

唾液与唾液腺

人体有三大唾液腺——腮腺、舌下腺、下颌下腺，还有若干小唾液腺。

正常人每天的唾液分泌量为1000～1500 mL，基础分泌是每分钟0.5 mL，其中，下颌下腺分泌量最大，占60%～65%，腮腺占22%～30%，舌下腺占2%～4%，其他小唾液腺只有7%～8%。

唾液的功能

唾液的作用非常多，如消化、润滑、辅助咀嚼，保护黏膜，缓冲和稀释，调节口内酸碱度，清洁、杀菌和抗菌，黏附和固位，缩短凝血时间，排泄作用，体液调节，调节内分泌等，对人体的健康至关重要，如果因损伤或肿瘤等导致唾液腺受损，唾液分泌减少，则会引起一系列疾病，如口干症、急性龋齿等。

唾液的增龄性变化

唾液的分泌量会随着年龄的增加而减少，但只要是在正常范围内就无须处理，服用某些药物也会导致唾液变化，如感到有不适，可向医生咨询。

唾液在高原

高原是一种强紫外线、强干风、湿度较低的环境，唾液腺等组织、血液灌注不良会造成水肿，使口腔无法分泌足够多的唾液，加上干性风影响，产生的唾液也仅够用于湿润口腔，导致口腔的杀菌功能降低。

口腔保健常识

牙刷的选择

◎ 刷头：应大小合适，以便在口腔内（特别是口腔后部）转动自如，根据不同的年龄选择牙刷柄的长度。

◎ 刷毛：硬软度要适宜。太硬容易损伤牙齿和牙龈，太软又难以起到清洁的作用。一般人采用中度硬的刷毛，儿童、老年人、牙周疾病患者宜选用刷毛较软的牙刷。刷毛末端经磨毛处理成圆钝形，减轻了对牙齿和牙龈的损伤。

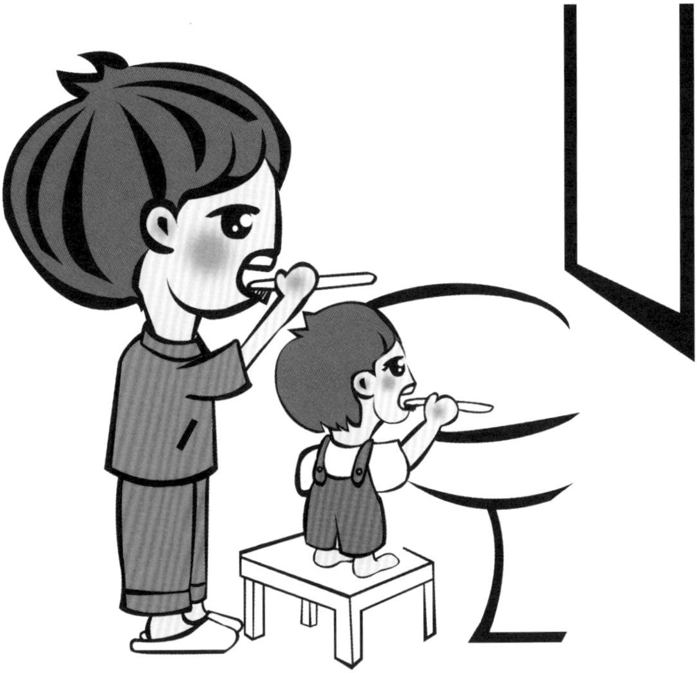

牙膏的成分

◎ 摩擦剂：碳酸钙、磷酸氢钙（产生摩擦力）。

◎ 湿润剂：可防止牙膏在软管中固化变硬，并使膏体具有光泽等效能。

◎ 表面活性剂：表面活性剂有洁净、发泡能力，使牙膏在口腔内迅速扩散，并使香气易于透发。

◎ 香料、甜味剂：牙膏主要使用薄荷作香料，能够给刷牙带来凉爽感。此外，还可使用水果类和绿茶味香料等。

◎ 其他特殊成分构成：氟化物、三七、亚锡氟、洗必泰等。

牙膏的选择

市面上的牙膏功能多种多样，建议选择含氟牙膏。大家可以根据功能、需求选择牙膏。

怎样正确刷牙

刷牙是我们每天必做的事情，如果刷牙方法不对，反而起不到好的清洁效果，而正确的刷牙方法是我们预防口腔疾病的最重要的第一步。那么，你真的会刷牙吗？

生活中最常见的刷牙错误方式就是横刷，但是这种方式不仅不能把牙刷得干净，还会造成牙齿缺损，要改掉哦！刷牙的动作也不能太粗暴，以免伤害牙齿和牙龈，只要刷对了地方，不用力也能把牙刷干净！

让我们一起来学习正确的刷牙方式！

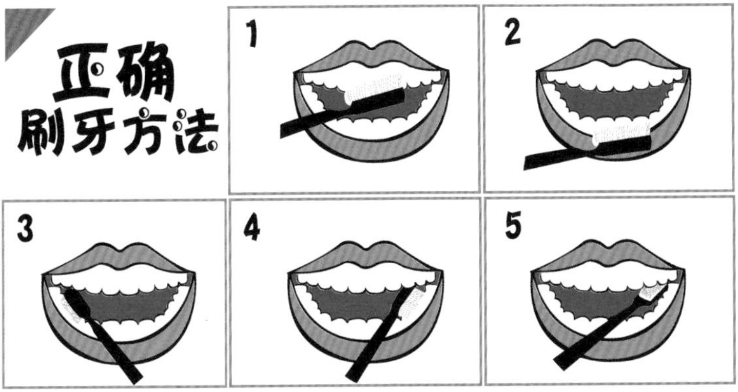

1.上牙从上往下刷，牙刷轻轻斜放至接触牙龈，水平、来回短距离移动。

2.上门牙里面从上往下刷。

3.下门牙里面从下往上刷。

4.下牙从下往上刷，牙刷轻轻斜放至接触牙龈，水平、来回短距离移动。

5.里里外外都刷遍。

6.每个角落都不能放过，每次至少3分钟，早晚都要刷。

7.刷牙可清洁口腔约70%，可结合牙线、牙线棒辅助使用，效果更好。

洗牙的误区

关于洗牙，你了解多少呢？很多人认为洗牙会把正常的牙缝“洗大”，但其实这是个误区，下面我们来讲讲洗牙的原理！

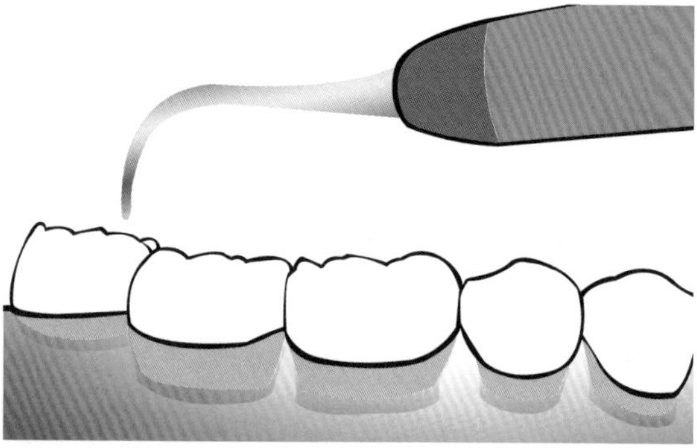

为什么要洗牙?

真正导致牙缝出现的原因是什么?没错,就是食物残渣和菌斑长期积累形成的牙结石,它们慢慢地腐蚀、破坏牙龈和牙齿,覆盖在牙齿的周围,像是给牙齿戴上了一层面具,让大家误以为自己不存在牙缝。洗牙过程中去掉了牙结石,牙齿的本来面目就露出来了,大家就误以为洗牙会把牙缝变大,其实真相是牙缝早就存在,如果不去除牙结石,牙缝会越来越大,最后导致牙周炎、牙龈萎缩、牙齿松动等更可怕的疾病。所以千万不要省小钱、失大钱,这其中要遭许多罪呢!

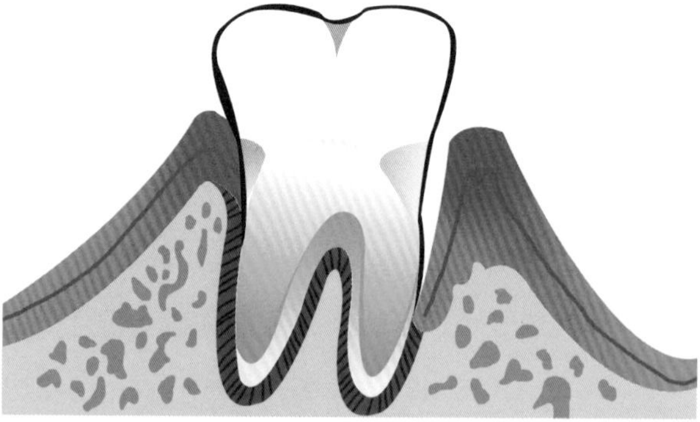

洗牙的次数

建议普通人群每6个月至1年洗一次牙，并且定期进行口腔检查，早期发现口腔疾病，就可以早期预防！

洗牙要去大医院还是小医院？

医院规模对洗牙没有影响，一定要选择到正规医院洗牙，正规医院会定期对诊疗环境、医疗器械进行严格消毒，对院感工作人员定期进行业务培训，达到“零”医疗感染。不正规的医院常有器械消毒不到位的情况，可能会导致肝炎、艾滋病等感染，不当的洗牙手法反而会损伤牙龈等组织，不仅不会保护牙齿，反而会起到反作用！

窝沟封闭

窝沟封闭对儿童的牙齿保护太重要了！

什么是窝沟封闭？

窝沟封闭是预防儿童龋齿最有效的方法，是在不损害牙体组织的前提下为牙冠咬船面、颊舌面的窝沟点隙处涂上一层粘接性树脂，当这些树脂流入并渗透窝沟后固化变硬，形成一层保护性的屏障，覆盖在窝沟上，阻止细菌和食物残渣进入，保护牙釉质不受细菌及其代谢物侵蚀。

为什么儿童牙齿要做窝沟封闭？

儿童的乳牙和年轻恒牙因为刚刚长出来没多久，牙齿咬船面和其他牙面会有一条条深深的沟壑和点状的窝隙，不仅牙刷无法清洁这些空间，使用其他日常工具都无法去除其内的细菌，久而久之菌斑堆积，促进龋病的发生。而随着人年龄的递增，咬䠞面的窝沟不再那么深，就不容易患龋。

在乳牙、年轻恒牙萌出一段时间后，用合适的材料封闭这些窝沟，可减少菌斑黏附、易于清洁，从而达到预防龋齿的目的。

窝沟封闭如何操作?

首先，医师要对儿童的牙齿牙面进行清洁、隔湿、酸蚀、冲洗，用流动的窝沟封闭树脂材料涂在牙齿上，令其渗入到牙齿的窝沟内，然后经光照后固化，最后调䠞检查。操作完成以后，就如同给牙齿穿上了一层保护衣，牙齿不再容易遭受细菌的侵袭。

窝沟封闭的黄金年龄是多少?

通常情况下，乳磨牙在3～4岁、第一恒磨牙在6～7岁、第二恒磨牙在11～13岁、双尖牙在9～13岁时完全萌出，窝沟封闭的黄金时机为牙齿完全萌出的4年以内，且尚未发生龋坏。

国家组织的免费窝沟封闭一般在儿童6～9岁，在这个年龄段，父母也可以自行带儿童去口腔医院做窝沟封闭。

窝沟封闭痛不痛?

窝沟封闭操作比较简单，没有疼痛感，因为不需要磨除牙齿，只在牙面上涂一层保护膜一样的树脂，把牙面上深的沟封闭住，需要儿童配合的是张口。医学上把口腔内分上、下、左、右共4个区，如果儿童配合，全程只需要15～30分钟，4个区一次性就能做完。

窝沟封闭中会含有什么危害人体的物质吗?

窝沟封闭使用的是无毒害的封闭材料，对牙齿也没有伤害，是一种无毒、无损伤的预防龋齿的方法，不会产生任何不良反应。窝沟封闭预防龋齿是世界卫生组织向全世界儿童推荐的一种保护牙齿的方法，10多年前，我国也将此项技术列为了国家儿童口腔疾病综合干预项目。在发达国家，如美国的儿童龋患率仅为3.3%，6～9岁的儿童常规窝沟封闭已做了20多年。

窝沟封闭是一劳永逸的吗?

窝沟封闭可以预防龋齿，但并非是一劳永逸。如果认为窝沟已经封闭就放下心，不好好刷牙、吃很多糖、喝很多碳酸饮料、不去医院定期检查和涂氟保护，一样会得龋齿哦!

哪些情况下不能进行窝沟封闭?

不是每名儿童都适合做窝沟封闭治疗，在判断是否做治疗前，我们一定要等口腔科医生进行专业的检查后再做决定。牙齿已经发生龋坏或窝沟较浅的儿童不需要进行窝沟封闭。如果已经患上龋齿，就没有必要进行窝沟封闭，需要及时填充好龋齿。

窝沟封闭剂掉了怎么办?

窝沟封闭需要定期复查，如有脱落，应及时重新封闭。建议儿童在家长的带领下每半年至1年到口腔医院进行定期检查。

窝沟封闭能治疗龋齿吗?

窝沟封闭只能预防龋坏，并不能治疗龋齿。如果牙齿表面只是轻微龋坏，通过牙齿清洁、酸蚀等处理后，可以使用树脂材料进行窝沟封闭。但是，如果龋坏严重，就必须通过填补、充填等方法治疗龋齿。不治疗龋齿，即使进行窝沟封闭，龋坏部位细菌仍在继续生存繁殖，龋坏依旧会越来越严重。

食物的选择

对于口腔疾病的预防和儿童的发育健康，食物的选择也是很重要的一环，你知道哪些食物是有利于儿童健康的吗?

平时应注意合理营养，尤其要多食用含磷、钙、维生素类的食物，如黄豆和豆类制品、海带、牛奶、鱼肝油、新鲜水果和蔬菜等。这些食物对牙齿的发育和钙化都很有好处。

饮食中适当选择粗糙的、含纤维质的食物（粗粮），可以对儿童的颌骨、牙齿发育起到重要的诱导作用，促进牙面清洁，构成抗龋的条件。

高原上的饮食习惯以肉类、糌粑等为主，缺少足够的水果和蔬菜，人体中消耗的维生素、微量元素无法及时得到补充，甚至有可能诱发一些口腔相关疾病，如口腔黏膜疾病、牙龈炎、口腔溃疡等。高原人民应控制高脂肪、高油、高盐食物的摄入量，以避免让血液更加黏稠。

孕期口腔保健

由于孕妈妈身体内分泌情况的改变和孕激素分泌增加，雌激素、黄体酮分泌减少，抵抗力下降，牙龈组织肿胀、松软、易出血。妊娠期间饮食习惯改变，多食、偏食，口腔局部抵抗力下降，如果妊娠期不注意口腔卫生、口腔中已有的疾病更容易发作或加重。当孕妈妈出现口腔疾病时，也不是随时都可以治疗，那么孕妈妈应该了解哪些有关口腔保健知识呢？

孕期患口腔疾病的危害

孕期口腔问题会对孕妈妈和胎儿造成危害。患严重牙周疾病的孕妈妈出现流产、早产、新生儿体重过轻的概率是口腔健康的孕妈妈的7倍。牙龈疾病会增加患先兆子痫发生的风险。如果因为牙痛影响进食，会造成营养不均衡，间接影响胎儿发育。如果需要拔牙，孕早期拔除牙齿会增加流产风险，孕晚期拔除牙齿又容易增加早产风险。

为避免在孕期因口腔问题造成的伤害，需养成健康的饮食和良好的生活习惯，定期进行孕期口腔检查。

孕期常见的口腔疾病

◎ 妊娠期牙龈炎：孕期常见的牙周问题是牙龈发炎，这是由于怀孕时期激素水平改变，使牙龈充血肿胀、颜色变红，刷牙容易出血，偶尔有疼痛不适。这些症状并非在每位孕妈妈身上都会发生，通常在怀孕的第二个月开始出现，在怀孕第八个月时，随激素分泌浓度达到高峰而变得较为严重。

◎ 妊娠瘤：这种病症较少见，多发生在怀孕中期。这是由于显著的牙龈发炎与血管增生而形成鲜红色肉瘤，大小不一，生长快速，常出现在门牙区牙齿的牙间乳头区（两相邻牙齿间的牙龈头）。妊娠瘤通常不须治疗，或只给予牙周疾病的基本治疗（即洗牙、口腔卫生指导、根面平整），这是为了减少牙菌斑的滞留及刺激。肉瘤会于生产后随着激素水平恢复正常而自然消失，若出现以下症状，例如：孕妈妈感觉不适、妨碍咀嚼、容易咬伤或过度出血时，可以考虑切除，但孕期做切除手术容易复发。

◎ 其他疾病：怀孕期间的牙周症状，偶尔见到牙周袋加深、牙齿容易松动等症状。事实上，口腔卫生不良和孕前有牙龈炎的孕妈妈，都有较大的发生牙周疾病的风险，所以怀孕前先做口腔检查与预防治疗，在怀孕期间定期检查口腔、做好口腔清洁和卫生，绝对是有帮助且必需的健康行为。同时提醒准妈妈，不能因为牙周症状会在产后会自然消失，而遗忘或疏忽了重要的口腔清洁工作。

孕妈妈应注意的口腔小知识

◎ 重视怀孕期间口腔卫生，掌握口腔保健的方法，坚持每日2次有效刷牙。有证据表明，如果能完全保持口腔卫生，很难发生牙龈炎等疾病。容易发生龋齿的孕妈妈，可以适当局部使用氟化物防龋。

◎ 使用不含有蔗糖的口香糖清洁牙齿，如木糖醇口香糖。木糖醇是一种从白桦树、橡树中提取的甜味剂，不含有蔗糖，不会诱发龋齿。这种口香糖具有促进唾液分泌、减轻口腔酸化程度、抑制细菌和清洁牙齿的作用，如果能在餐后和睡觉前咀嚼1片木糖醇口香糖，每次咀嚼至少5分钟，对牙齿和牙龈的健康是很有帮助的。有研究发现，坚持每天使用木糖醇口香糖，可以使龋齿的发生率降低70%左右。

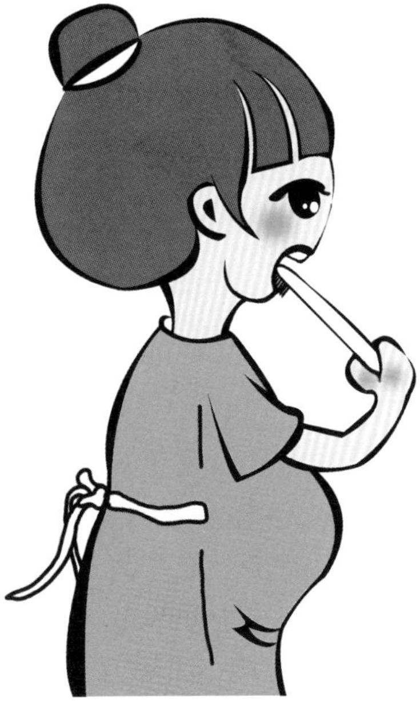

◎ 做好定期口腔检查，适时做好口腔疾病治疗。孕期口腔疾病发展速度较快，定期检查能保证早发现、早治疗，使病灶限于小范围，如患有较严重的口腔疾病，应选择合适的时间治疗。妊娠前期（孕1～3个月）的口腔治疗有可能引起流产，妊娠后期（孕7～9个月）胎儿发育进入关键时期，不能使用许多药物和麻醉方式，所以，合适的治疗时间是妊娠中期（孕4～6个月）。

◎ 增加营养素摄入，保持营养平衡。除了充足的蛋白质外，摄入维生素A、维生素D和一些无机盐（钙、磷等）

也十分重要。孕期增加营养素的摄入量，不仅可以增强机体组织修复损伤的能力，起到保护孕妈妈的作用，而且对胎儿的牙齿和颌骨的发育也有帮助。

◎ 龋齿会导致产后牙齿损坏的概率升高，在准备怀孕前，孕妈妈就要建立健康的口腔环境。要认真学习正确的刷牙方法（巴氏刷牙法，避免横向“锯”牙）、用牙线去除附着的牙菌斑、定期洗牙、治疗好口腔中已经有的龋齿，避免到了孕期更不愿到口腔科就医，而延误了治疗龋齿的时机。

注意：孕1～3个月、8～10个月的孕妈妈不宜动手术，容易流产或早产。因此，建议最好在怀孕前就养成定期检查的习惯，如果怀孕前没有检查牙齿，最好在怀孕中期做牙齿检查和洗牙，以免口内有严重的龋齿和牙周疾病，等到症状发展到比较严重时（如引起牙痛或身体不适）再治疗，对胎儿反而不好。同样，要在怀孕期间形成正确的口腔卫生观念和习惯，孕妈妈也可以轻松度过每一天！

口腔疾病治疗和预防

世界卫生组织的健康口腔标准：牙齿清洁、牙龈颜色正常、无龋洞、无疼痛、无出血。

世界卫生健康组织对健康老人的标准为“8020”，即80岁的老人至少应有20颗功能牙（即能够正常咀嚼食物，不松动的牙），建立这一标准的目的是通过延长牙齿寿命来保证人的寿命和生活质量。

龋齿的预防和治疗

龋齿的定义和临床表现

龋齿就是我们平常所说的“虫牙”，具体表现为牙齿出现黑色或棕褐色斑块的区域和部分缺损，是继癌症、心血管疾病之后被世界卫生组织列为世界三大非传染性慢性病之一，可见发病率之高。症状表现为塞牙，牙齿疼痛，对冷、热刺激敏感等。

龋齿的形成原因

造成龋齿的重要原因是爱吃甜食和刷牙不干净。食物残渣的残留，让口腔中的细菌大量繁殖，长此以往造成了牙齿的破坏。龋齿的形成是长期的慢性破坏，要做到早预防、早发现、早治疗。近年来，高原地区人们的患龋率增加，可能与饮食习惯的改变有很大关系。过去，藏区人民喜爱食用粗制食物及较硬的牛肉、羊肉等，现由于某些地区引入平原地区的工业化食品，导致儿童经常食用饼干、蛋糕、碳酸饮料等，牙齿得不到良好的摩擦，导致牙齿龋坏的发病率增加。

龋齿的危害

◎ 很多家长认为乳牙迟早都要换，不重视儿童龋齿的发展，这种观念是错误的。

◎ 儿童龋齿会导致咀嚼功能降低，影响进食和营养摄入，导致营养不良、颌面部和全身发育不全，影响恒牙发育等。

◎ 成人龋齿同样会影响进食，引起其他疾病，影响美观和人的自信心等。

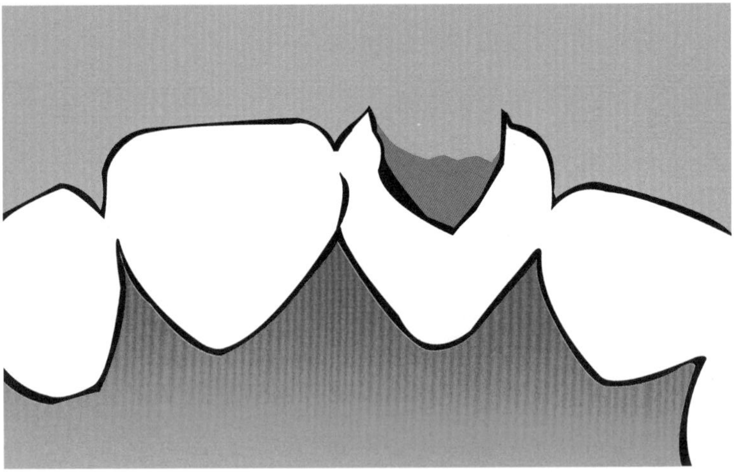

龋病的预防

◎ 食物的选择。平时应注意合理摄入营养，尤其多食用含磷、钙、维生素类的食物，如黄豆和豆类制品、海带、牛奶、鱼肝油、新鲜水果和蔬菜等。这些食物对牙齿的发育和钙化都很有好处。

◎ 饮食中适当选择粗糙的、含纤维素的食物（如粗粮），可以对儿童的颌骨发育、牙齿发育起重要的诱导作用，促进牙面清洁，构成抗龋的条件。

◎ 做到早晚刷牙，饭后漱口。因为睡觉时唾液的分泌量减少，不能清洁口腔，积存的食物残渣更容易发酵，睡前刷牙很重要。

◎ 适当应用氟化物。不论是在牙齿表面局部涂布氟化物，还是控制饮水中的含氟量，均有显著的防龋效果。在饮食上，如果选择食用一些含氟的食物，如茶叶、莴苣、白菜、青葱等，也可以产生一定的防龋作用。但在应用氟素防龋的过程中，要防止氟素过多，尤其在儿童时期更要注意，因为过量的氟素反而会妨碍牙齿的发育，有时还会引起全身氟中毒现象。

◎ 窝沟封闭。预防龋齿的最有效办法。

牙周疾病——牙齿松动

认识牙周疾病

广义上，牙周疾病指发生于牙周支持组织的所有疾病，主要指牙龈病和牙周炎。狭义上，牙周疾病仅指造成牙周支持组织破坏的牙周疾病，是成人失牙的首要原因。牙周疾病的主要表现为牙龈红肿、出血和牙齿松动，可以预防，经过及时治疗，可以终生维持牙周健康。

牙周疾病的主要表现

刷牙咬硬物致牙龈出血，牙龈退缩致牙根外露，口腔异味，咬䶬无力、疼痛，牙松动、伸长、移位。

牙周疾病的治疗

◎ 基础治疗：主要包括龈上洁治、龈下刮治和根面平整。龈上洁治主要针对的是牙龈缘以上看得见的菌斑、牙石，俗称洗牙。龈下刮治和根面平整则主要针对牙龈缘以下的菌斑、牙石。

◎ 手术治疗：牙周炎发展到较严重的阶段必须翻开牙龈瓣，暴露根面和牙槽骨，在直视下彻底地清除牙周袋壁和根面的菌斑、牙石和病变组织，消除牙周袋；修整软硬组织的不良外形，建立和谐的生理外形，利于菌斑的控制，还可以恢复美观和功能，利于牙齿的修复。

◎ 维护治疗：牙周疾病患者千万不要认为经过手术治疗就万事大吉了，必须按照医生的建议定期复查和进行维护治疗，才能让牙周疾病得到有效控制。

牙周疾病的预防

◎ 最重要的方法是掌握正确的刷牙方法，好好刷牙，早晚刷牙，一次至少3分钟，饭后可用牙线、牙线棒清理食物残渣，绝对不能用牙签代替，以避免牙缝越来越大。

◎ 营养均衡，少吃甜茶、酥油茶及甜食。

◎ 高原饮用水主要来自积雪融化产生的水和地下水，矿物质含量高，更容易在牙面沉积形成牙结石，从而导致牙周炎。高原环境干燥，日照时间长，水分容易蒸发，腮腺的分泌功能受低氧的抑制，导致唾液分泌减少，口腔自洁功能降低，细菌易于定植和繁殖，导致牙周破坏，这需要口腔科医生加强口腔卫生指导力度，在高原人群中普及口腔卫生常识。

◎ 在高原的低氧环境下，厌氧菌生长旺盛，细菌毒性产物增加，预防牙周疾病应当从治疗和预防两个方向共同行进：其一是帮助患者激活口腔–血液微循环，使口腔恢复自我清洁的功能，可以适当服用红景天等促进血液循环的药物，注意对口腔进行保暖，同时对口腔肌肉进行有针对性的锻炼；其二是服用对厌氧菌具有强效杀菌功能的药物，减少口腔中厌氧菌的数量，在合适的情况下，对患者的牙周袋进行修整，缩小细菌、微生物活动的范围。在条件允许的情况下，为患者进行持续性的高压氧治疗，增加患者体内的氧含量，促进体内血液循环。

◎ 洗牙：预防牙周疾病最有效的方法之一。洗牙能够清除牙齿表面上积存的菌斑、结石，建议普通人每6～12个月去医院进行口腔检查、洁治。

牙齿敏感

什么是牙齿敏感?

牙齿敏感即牙本质过敏，俗称“倒牙”，是指牙齿对冷热食物、冷风凉水、酸甜食物、饮料等刺激过敏、酸痛不适。

发生牙齿敏感的原因

不正确的刷牙方法会导致牙齿楔状缺损和牙龈萎缩，造成牙本质暴露，经常食用过硬食物造成牙齿磨损，当牙齿磨损后，牙釉质破坏，牙本质暴露，外界直接刺激牙本质，容易引起牙齿敏感。

预防牙齿敏感

◎ 进食酸性食物和饮料后，可以及时用清水或茶水漱口，最好过1小时后再刷牙。这是因为牙齿刚刚被酸性物质腐蚀过，表面变得很软，如果立刻刷牙，摩擦会带走牙齿表面更多的矿物质，使牙齿脱矿更加严重。

◎ 不用刷毛过硬的牙刷。选择软毛牙刷，采用正确的刷牙方法，避免刷牙过度用力。及时治疗牙周疾病、牙齿过度磨耗。每天除认真刷牙外，还要注意选用抗敏感类牙膏。

◎ 不要横刷牙齿，掌握正确刷牙方法。

牙齿敏感的治疗

◎ 有轻度敏感症状的患者可自行购买抗敏牙膏，观察症状是否缓解。

◎ 如果症状不能缓解，需及时去医院进行口腔检查。如有牙齿缺损，及时进行树脂充填治疗；如为磨耗，可进行牙本质小管封闭；如磨耗严重也可以进行冠修复，将牙齿保护起来。

缺牙、掉牙——牙体、牙列的缺损与缺失

牙体、牙列的缺损缺失，就是我们平常所见到的单颗或多颗牙齿的缺损和缺失，即俗称的缺牙、掉牙。

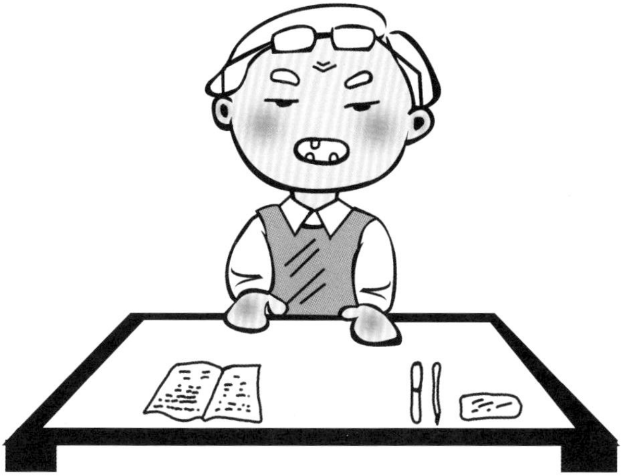

缺牙不镶的危害

◎ 牙齿不能咀嚼，营养供应不足，容易导致全身疾病。

◎ 面容苍老，不美观，患者容易自卑。

◎ 不及时进行修复治疗，将导致对殆牙伸长、邻牙倾斜、缺牙间隙减小。

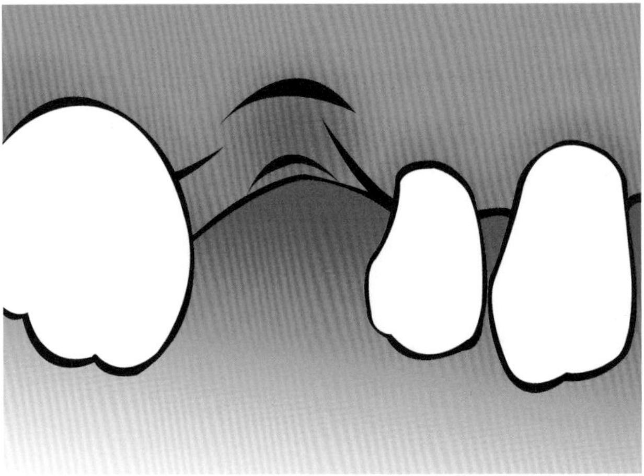

镶牙的种类

◎ 固定义齿：仿真效果好，不能自行摘戴，但是需要部分磨除自身牙齿。

◎ 活动义齿：也被称为可摘义齿。不需磨太多天然牙，以挂钩的形式固定于牙齿上，摘戴比较麻烦，患者有较强烈的异物感。

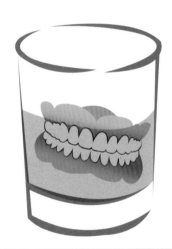

◎ 种植义齿：最舒适的修复方式，被称为“人类的第三副牙齿”。与天然牙相似，能较好地恢复形态，咀嚼效率高，有利于保持口腔卫生。缺点是价格相对偏高。

◎ 镶牙方式的选择可以根据自身情况，听从医生的建议，选择合适的修复方式。

牙外伤

牙外伤的好发年龄

乳牙外伤多发生于1～2岁的儿童，年轻恒牙外伤多发生于7～9岁的儿童，男孩发生率高于女孩。在儿童顽皮好动的年纪，家长尤其要注意，大多数牙外伤都是由户外活动（如摔跤）引起。

牙外伤的分类

牙外伤分为牙震荡、牙折、牙脱位3种类型。

牙外伤的危害

乳牙外伤可能会影响儿童恒牙的萌出与发育。如果恒牙外伤得不到及时治疗，可能最终导致牙齿丧失。

牙外伤的治疗与预防

在进行户外及危险活动时先佩戴牙护具、腕护具、膝护具等，以保护人身安全，尤其是儿童。

牙震荡——牙挫伤

牙震荡是指由轻微外力引起的牙周、根尖组织损伤，不伴有牙齿缺损。表现为牙齿自发性痛、轻微松动和叩痛等，患者可有牙齿伸长感、咀嚼不适感，龈缘可有少量出血水肿。

◎ 降低咬䶢，1～2周内让牙齿得到休息。

◎ 进软食，因年轻恒牙可能在受伤后1年出现牙髓坏死，应在牙外伤后第一、第三、第六、第十二个月进行检查。

牙折

◎ 冠折：如牙外伤后冠折未露出黄色的牙本质，可不进行治疗，如有刮刺感，调磨光滑即可。

◎ 根折：如牙外伤后出现牙齿松动、牙龈明显红肿出血或撕裂，需拍摄X线片观察牙齿折裂的部位，然后听从医生的建议进行固定或治疗。

牙脱位

◎ 牙部分脱位：外伤后可见牙齿伸长的脱出型，应在局部麻醉下复位，结扎固定4周，术后第三、第六、第十二个月进行复查。外伤后可见牙齿低于正常牙的嵌入型，有极大可能会发生牙髓坏死，复位后2周内应做根管治疗，如果是年轻恒牙，不要强行复位，任其自然萌出是最好的办法；如果是乳牙，当累及恒牙牙胚时须拔除。

◎ 完全脱位：对于根尖闭合即发育完成的完全脱位牙，若2小时内及时复位，应在术后3～4周内做根管治疗手术；若就诊不及时，则应在体外完成根管治疗后再植入。根尖未闭合的年轻恒牙，若就诊迅速或自行复位，一般预后良好；若就诊不及时，则应在体外完成根管治疗手术后再行植入。

注意：当牙齿完全脱位后，需将牙齿保存于生理盐水或牛奶中，或者于舌下含存，切忌干放。

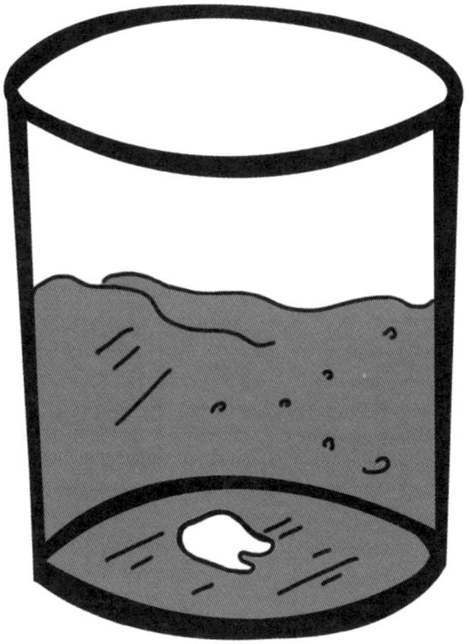

口腔异味——口臭

很多人都在因口臭而苦恼，与人说话时最尴尬的场面之一，必然要提到口臭。口臭给人们带来了自卑情绪，又严重影响自己给别人的印象。那么，要怎么解决口臭的问题呢？

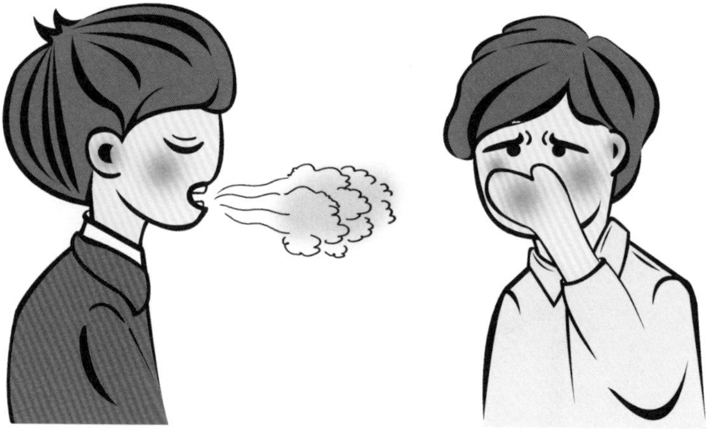

口臭发生的原因

口臭发生的原因主要分为全身疾病和口腔原因两大类。如果是因为患有全身疾病导致的口臭，首先要做的是治疗全身疾病，问题可能会迎刃而解。口腔原因主要有以下几种。

◎ 在睡觉时，唾液分泌量会自然减少，引起口腔发干，给了细菌繁殖的机会，导致人们刚起床时呼气味道难闻。应对方法是早晨、午睡起床后及时洗漱。

◎ 饮酒、吸烟、饥饿、长时间讲话、鼻腔阻塞、锻炼时用嘴呼吸都会使口腔发干。应对方法是戒烟、节制饮酒、一日三餐尽量准时、及时治疗鼻腔阻塞、长时间讲话时注意停顿和饮水、锻炼时不要用嘴呼吸。

◎ 人的唾液分泌量随着年龄的增长而减少。婴儿的唾液分泌量较为丰富，口腔内的细菌少，呼吸味道最好闻。老年人容易出现口臭，应更加重视口腔卫生，建立健康的饮食习惯。

◎ 不良修复体是指修复体结构、外形不恰当，导致食物嵌塞，引起细菌发酵，也会导致口臭。应对方法是去医院拆除不良修复体，重新修复。

◎ 牙周疾病和较差的口腔卫生环境同样会导致口腔内的细菌繁殖，发出臭味。应及时就诊，清洁牙齿，注意口腔卫生或进行牙周治疗，定期检查维护。

如果口臭是由口腔原因引起，应及时治疗。如果短时间无法去除，则需采取辅助措施，与人交流时适当使用口气清新剂等。

口腔溃疡

口腔溃疡就是人们常说的“口疮”，是发生在口腔黏膜上的浅表性溃疡，米粒至黄豆大小，呈圆形或卵圆形，溃疡面为口腔溃疡凹陷、周围充血，可因触碰或进食刺激性食物引发疼痛。一般的口腔溃疡可在1～2周自愈。

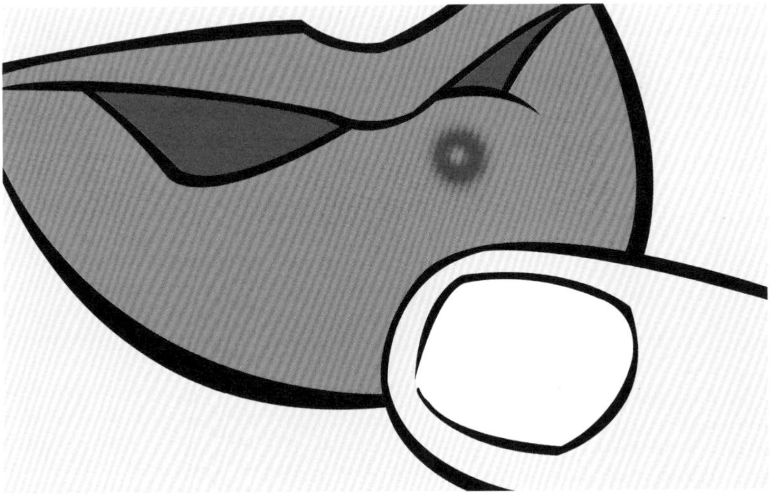

口腔溃疡发生的原因

◎ 尖锐的牙尖、不良修复体等，因其锋利的边缘长期刺激同一处口腔黏膜导致创伤性溃疡，需磨除锋利牙尖嵴，去除不良修复体，口腔溃疡即可自愈。

◎ 精神压力、环境因素、缺乏维生素等导致的口腔溃疡，需放松心情，多吃蔬菜、水果，补充维生素B_2等。

口腔溃疡发生的治疗

一般的复发性阿弗他溃疡具有自限性，无须用药。口腔溃疡症状严重者须保持口内清洁，可给予全身性药物，特别是免疫功能异常者。患者须保护口腔黏膜免受硬物摩擦，少吃过硬食品，避免咬伤。

◎ 局部治疗：抗感染、止痛、促溃疡愈合。可选用0.1%～0.2%葡萄糖酸氯己定溶液、0.5%聚维酮碘溶液、0.1%依沙吖啶溶液、0.2%西吡氯铵含漱液、0.2%复方硼酸溶液漱口。溶菌酶片20 g、西地碘0.5 mg含化。可用复方甘菊利多卡因止痛、重组人表皮生长因子促进溃疡愈合。如腺周口腔溃疡深大、经久不愈，可用曲安奈德注射液或醋酸泼尼松龙注射液，加入2%普鲁卡因0.3～0.5 mL在溃疡基底部注射，每周1次。

◎ 全身治疗：免疫功能低下者可使用免疫增强剂治疗口腔溃疡，转移因子可以提高患者的免疫功能。如果是腺周口腔溃疡，可选用沙利度胺进行治疗。

◎ 中医中药治疗：藏药十一味番功丸、三味绿矾汤散。

氟斑牙

氟斑牙又被称为氟牙症或斑釉牙，是慢性氟中毒病早期常见、突出的症状，是一种典型的地方病，常出现在高氟地区。氟元素在牙齿发育矿化期进入机体，损害牙釉质发育，导致氟斑牙形成。笔者在援藏时发现，藏族同胞的氟斑牙发生率明显比汉族患者多，尤其是来自牧区的患者。藏区的地方性氟中毒已引起相关部门的重视。

氟斑牙的成因

高原地区水中氟含量过高，是氟斑牙形成的主要原因。高海拔能够延长氟在人体中的储留时间，导致藏区人民具有较高的氟斑牙发病率。居住在高原地区的藏族同胞爱饮砖茶，制作砖茶的主要原料是老粗茶叶，氟含量显著高于以嫩叶为原料制作的茶品种，但由于价格便宜，在具有喝茶习惯、经济条件普遍较紧张的藏族同胞中很受欢迎，食物中氟含量过高、含氟牙膏使用不当也是导致氟斑牙形成的原因。

注意：氟斑牙的形成在儿童6～7岁就已经注定，如果儿童在7岁以前生活在高氟地区，即使7岁之后迁入氟含量正常地区仍然会出现氟斑牙。

氟斑牙的治疗

选择新的含氟量适宜的水源，这是治疗氟斑牙的最重要措施。

◎ 轻度氟斑牙：对美观要求不高者无须治疗，对美观要求高者可行脱色法治疗及微量磨除牙齿加酸蚀。

◎ 中度氟斑牙：冷光美白。

◎ 重度氟斑牙：树脂修复，或者贴面修复。

四环素牙

在牙齿发育、矿化期间服用四环素类药物，会导致人的牙齿颜色和结构发生改变，因此被称为四环素牙。

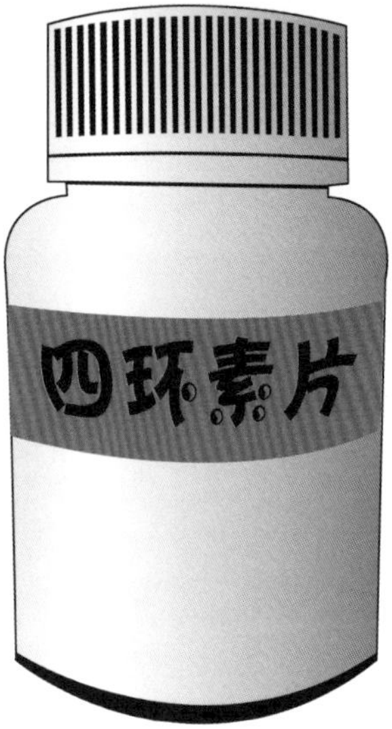

四环素导致的牙齿着色是永久的，还可以通过母体导致胎儿的乳牙着色。在牙齿发育期间服用四环素类药物，其着色程度与四环素种类、剂量、给药次数有关。

四环素牙的治疗和预防

妊娠期、哺乳期的女性和8岁以下儿童尽量不要使用四环素类药物。不伴有牙齿实质缺损者，可以用脱色法治疗四环素牙。

树脂充填修复、贴面修复等方案也适用于四环素牙的治疗。

◎ 外脱色法：过氧化氢液贴纸贴于牙面，用红外线或白炽灯照射10分钟，疗程共计5～8次。缺点是容易颜色反跳。

◎ 内脱色法：先摘除牙髓，在牙内封过氧化氢溶液。这种方法的治疗效果较为稳定，但会导致活髓牙失活，变成死髓牙。

智齿是拔还是不拔?

智齿，是人类口腔内牙槽骨上最里面的第三颗磨牙，通常情况下共有4颗，位置是上下左右对称。智齿的萌出时间一般在18～30岁，这时候的人们心智成熟，故此得了“智”这个妙称。

说到智齿，这是很多人的心病。智齿的生长位置、生长时间比较特殊，容易反复发作引起冠周炎、形成龋齿。如果智齿的萌出空间不足，会引起牙龈胀痛，甚至影响邻牙。拔掉智齿，这手术前后可要受不少的罪；不拔掉智齿，这牙疼实在来得刻骨铭心。智齿到底是拔还是不拔呢?

如何判断自己是否长了智齿?

要判断自己是否长了智齿，其实很简单，数一数自己有多少颗牙齿就行了。一般来说，正常牙齿是28颗，加上4颗智齿，一共是32颗牙齿。如果你的牙齿多于28颗，就说明你已经长了智齿。

智齿不痛就不需要拔除？

很多人认为智齿不痛就不需要拔除，这就是个误区了。如果智齿能够正常萌出，生长的位置和方向都正常，可以正常咬殆，当然不用拔除。

现代人的饮食习惯、结构十分精细，对口腔清洁的重视不够，智齿萌出的过程或多或少都有问题存在，出现以下情况建议拔除智齿。

◎ 龋齿：如果智齿患龋，咬殆面不深的龋齿可以进行填充治疗。邻接面患龋的牙齿，龋齿藏得很深的牙齿、需要进行根管治疗的牙齿，一律建议拔除，杜绝后患。

◎ 侵犯邻牙：通常患者不自知，常由口腔科医生通过X线片诊断得知。如果智齿萌发的空间不足，就会倒在第二大臼齿上，造成第二大臼齿不易被清洁，严重者还会出现部分牙齿龋坏的现象，导致患者塞牙、牙疼。

◎ 萌出空间不足：智齿在人类的演化史上能够发挥的作用越来越小，牙弓也越来越小，萌出空间不足的情况十分常见。智齿萌出时，患者能够感觉到肿胀、疼痛，很多人就是因为不能忍受这种疼痛感，而决定拔掉智齿。

◎ 不易清洁：由于萌出空间不足，智齿常常是长得歪七扭八，彻底地清洁牙齿就变成了困难，以致龋齿频发。

◎ 没有对咬牙：不是每一位患者都会长齐4颗智齿。如果在智齿的对面缺少相抗衡的智齿来对咬，偶尔会出现智齿过度萌发的情况，进而影响咬殆。

◎ 阻生齿：这是最让口腔科医生为难的牙齿，患者却不一定有感觉，忽略阻生齿存在的情况也十分常见。阻生齿通常埋在牙槽骨里面，当其出现疼痛或医生诊断有病灶发生，就需要拔除阻生齿。

由于萌出位置的特殊性，智齿能够正常萌出的人大概就是“天选之人”。智齿确实不一定都需要拔除，但其基本已经是“没有用处的牙齿”，患者也可以选择提前将未萌出的智齿拔除，彻底解除后顾之忧。

སྔོ་ཁ་ས་ཁུལ་དུ་ཁ་ནང་བདེ་ཐང་ལ་མཐོང་ཆེན་ཆེན་པོ་བྱེད་དགོས་དོན་གང་ཡིན་ནམ།

༡ དབྱང་རླུང་ཤུང་བའི་ཁོར་ཡུག

བོད་ལྗོངས་ས་ཁུལ་དུ་དབྱང་རླུང་ཤུང་བའི་ཁོར་ཡུག་གིས་རྐྱེན་པས་མིའི་ལུས་པོའི་ཁྲག་གི་འཁོར་རྒྱུག་ལ་འགྱུར་ལྡོག་བྱུང་ནས་ཁྲག་རྒྱུན་དལ་བའམ་ཡང་ན་འཕེལ་མཆམས་ཆད་པའི་རྐྱེན་གྱིས་སོའི་ཕུང་གྲུབ་ལ་ཁྲག་འདྲེན་མི་ཐུབ་པར་སོར་གཉན་ཁ་དང་སོ་ཆུང་དུ་འགྲོ་ཐོན་སྲིད། སོའི་མཐའ་འཁོར་གྱི་ཕུང་གྲུབ་ལ་དུས་ཡུན་རིང་པོར་གཉན་ཁ་བྱུས་ནས་སོ་ཡང་བསྐྱར་སྐྱེ་བའི་ནུས་པ་དམའ་རུ་འགྲོ་བ་དང་སོའི་མཐའ་འཁོར་གྱི་ཕུང་གྲུབ་ཀྱི་འགོག་ཤུགས་ནུས་པ་ཇེ་ཆུང་དུ་འགྲོ་བ། དེས་སོའི་མཐའ་འཁོར་གྱི་གཉན་ཚད་ཀྱི་འཕེལ་རིམ་ཇེ་མགྱོགས་སུ་འགྲོ་ངེས་རེད།

༢ གནམ་གཤིས་ཁོར་ཡུག

བོད་ལྗོངས་ས་ཁུལ་གྱི་མཚོ་འཕགས་མཐོ་ལ་རྗེབས་འཁྲོ་ཆེ་བ་དང་དྲོད་ཚད་ཞུང་དམའ་བ། བྱེ་རླུང་ཆེ་བ། གནམ་གཤིས་སྐམ་ཤས་ཆེ་བ། དེ་མིན་དབྱང་རླུང་ཤུང་བའི་ཁོར་ཡུག་གིས་ཁའི་ཟགས་ཐོན་བྱེད་ནུས་ལ་ཤུགས་རྐྱེན་བཟོས་ཏེ་ཁ་ཆུ་ཤུང་དུ་འགྲོ་བ་དང་ཁ་ནང་གཙང་མར་བཟོ་བའི་ནུས་པ་ཆུང་དུ་འགྲོ་བ། མཆུ་ཏོ་དང་ལྗེར་གཉན་ཚད་སོགས་འབྱུང་སླ་བ་མ་ཟད་སོའི་རྡོའུ་ཡང་འབྱུང་སླ་པོ་ཡོད། ཟས་རིགས་ཀྱི་སླིགས་མ་འདུས་སླ་བས་སོའི་རྡོའུ་སྨྲན་འབྱུང་སླ་བ་དང་འབུ་ཕྲ་སྐྱེས་འཕེལ་ལ་ཕན་པས་སོ་ནད་སོགས་འབྱུང་སླ་པོ་ཡོད།

༣ འབྱུང་ཆུའི་ཡོང་ཁུངས།

ས་མཐོའི་ཁུལ་དུ་རྒྱུན་དུ་ཆུ་དཀོན་པ་དང་འབྱུང་ཆུ་ནི་ས་འོག་གི་ཆུ་དང་གངས་ཆུ་བཞུར་བ་གཙོ་བོ་ཡིན། ཆུ་འདི་རིགས་ལ་གཏེར་ཁ་ཅན་གྱི་ཚད་མཐོ་པོ་ལྡན་ཡོད་པས་གཏེར་རྒྱུ་ཅན་གྱི་དངོས་པོ་སོའི་ངོས་སུ་བསགས་ནས་སོའི་རྡོའུ་སྨྲན་ཆགས་པ་དང་འབུ་ཕྲ་སྐྱེ་བ། སོའི་ཕུང་གྲུབ་ལ་གནོད་སྐྱོན་བཟོ་སླ་བ་ཡོད། ཕྱོགས་གཞན་ཞིག་ནས་བོད་ལྗོངས་ས་ཁུལ་མང་ཆེ་བར་འབྱུང་ཆུའི་ཆུ་ཁུངས་ལ་རྫས་འགྱུར་དངོས་པོ་ཕྲུལ་ཏ་ཅང་གིས་དཀོན་པོ་ཡོད། འབྱུང་ཆུ་ནི་མིའི་ལུས་པོར་རྫས་འགྱུར་དངོས་པོ་ཕྲུལ་ཡི་ཡོང་ཁུངས་གཙོ་བོ་ཡིན་པས། ཕྲུལ་ཤུང་དྲགས་ན་སོ་རུལ་སླ་བ་ཡོད། འོས་

འཚམ་གྱི་ཧྥུལ་ སྤྱད་ན་འབུ་སྤྲ་སྐྱེ་འཕེལ་ལ་ཚོད་འཛིན་དང་སོའི་སྐྱུར་འགོག་ལ་སྐྱུལ་འདེད་བྱེད་པའི་ནུས་པ་ཡོད། འོས་འཚམ་གྱི་ཧྥུལ་སྤྱོད་པ་ནི་ཁ་ནང་བདེ་ཐང་ལ་དགོས་གལ་ཤིན་ཏུ་ཆེ། མིག་སྔར་ས་མཛོའི་ཁ་ ནད་བདེ་ཐང་སློབ་གསོའི་སྐོར་གྱི་དཔྱད་ཡིག་སྔར་བཞིན་ད་ཅང་གིས་ཉུང་ཉུང་ཡིན་པ་དང་ཁ་ནད་ཤེས་བྱའི་རྒྱུས་ལོན་ཡང་ད་ཅང་དཀོན་པོ་ཡོད་མེད། འོན་ཀྱང་སྔོ་ཁ་མི་དམངས་ཀྱིས་རིམ་བཞིན་མཐོང་ཆེན་བྱ་རྒྱུའི་རེ་བ་བྱེད་བཞིན་ཡོད།

ཁ་ནང་བདེ་ཐང་།

སོ་འབྲུའི་འདེམ་ཁ།

སོ་འབྲུད་ཀྱི་མགོ་བོ། ཆེ་ཆུང་འོས་འཚམ་ཡིན་དགོས། ཁ་ནང་〈ལྷག་པར་དུ་ཁའི་རྒྱབ་ཁུལ་〉དུ་བདེ་སྤྱོད་བདེ་བ། ལོ་ཚོད་མི་འདྲ་བར་གཞིགས་ནས་སོ་འབྲུད་ཀྱི་ཡུ་བའི་རིང་ཚད་འདེམས་དགོས།

སོ་འབྲུད་ཀྱི་མགོ་སྤུ། སྤུའི་འཇམ་མཉེན་འོས་འཚམ་ཡིན་དགོས། སྤུ་དྲགས་ན་སོ་དང་སོ་ལ་གནོད་སྐྱོན་ཐོག་སླ་བ་དང་། མཉེན་དྲགས་ན་གཙང་སྦྲའི་ནུས་པ་ཐོན་དཀའ་བ། སྤྱིར་བཏང་དུ་མི་མང་ཆེ་བའི་སོ་འབྲུད་ཀྱི་མགོ་སྤུ་ཙུང་སྲ་མོ་ཡིན་དགོས་ལ་བྱིས་པ་དང་རྒན་རྒོན། སོའི་མཐའ་འཁོར་གྱི་ནད་པར་སྤུ་ཙུང་སླི་མོ་ཡིན་པའི་སོ་འབྲུད་འདེམས་དགོས།

སོ་སྨན་གྱི་འདེམ་ཁ།

ལྷན་རྒྱས་ཀྱི་ནམ་རྒྱུན་སོ་སྨན་ཇི་ལྟར་འདེམ་ཡོད་དམ།〈རི་མོའི་ཁྲོད་དུ་དཔེ་སྟོན་ཙམ་ཡིན་པས་ཟུར་ལྟ་བྱེད་པར་མི་འདེམས།〉

སོ་སྨན་གྱི་གྲུབ་ཆ།

གཙུབ་བཏར་རྫས་རིགས། ཐན་སོན་ཀལ་དང་ལིན་སོན་ཆིང་ཀལ།(碳酸钙、磷酸氢钙)

བརླན་གཤེར་རྫས་རིགས། རླན་གཤེར་སྨན་གྱིས་སོ་སྨི་སྨུག་ཁྲོད་མཁྲེགས་པོར་འགྱུར་བ་འགོག་ཐུབ་པ་མ་ཟད་སོ་ངོས་ལ་འོད་མདངས་སོགས་ལྡན་པའི་ནུས་པ་ལྡན་ཡོད།

ཕྱི་ངོས་གྲུང་གཤིས་རྫས་རིགས། ཕྱི་ངོས་གྲུང་གཤིས་རྫས་རིགས་ལ་གཙང་ཞིང་དཀར་བའི་ནུས་

པ་ཡོད་པས་སོ་སྨན་ཁ་ནང་དུ་མགྱོགས་མྱུར་དང་ཁྱབ་ཏུ་འཇུག་པ་མ་ཟད་དྲི་ཞིམ་ཐོན་སླ་བ་ཡིན།

དྲི་ཞིམ་རྫས་དང་མངར་ཆའི་སྨན་རྫས། སོ་སྨན་གྱི་དྲི་ཞིམ་གཙོ་བོ་ནི་དག་ཅེ་ཡི་བཟོས་པ་དང་དེས་སོ་འཁྲུ་སྐབས་བསིལ་སྣང་ལྡན་ཐུབ་པ་མ་ཟད་ཤིང་འབྲས་ཀྱི་རིགས་དང་། ཇ་ལོའི་རིགས་ཀྱི་དྲི་ཞིམ་རྫས་སོགས་སྦྱོད་ཆོག

གྲུབ་ཆ་དམིགས་བསལ་ཅན་གཞན་དག་གི་གྲུབ་ཚུལ། རྒྱལ་འགྱུར་རྫས་དང་ཡུ་ཞི་རྒྱ། ཤིའི་པིད་ཐའི་སོགས་ཡོད།(氟化物、三七、亚锡氟、洗必泰等)

སོ་སྨན་འདེམ་པ།

ཁྲོམ་རའི་ཐོག་གི་སོ་སྨན་གྱི་བྱེད་ནུས་སྣ་ཚོགས་ཡོད་མོད། རྒྱལ་འདུས་པའི་སོ་སྨན་འདེམ་པའི་རེ་བ་འདོན་དགོས་པ་མ་ཟད་ཚང་མས་བྱེད་ནུས་ཀྱི་དགོས་མཁོར་གཞིགས་ནས་གདམ་ག་གང་འདོད་བྱས་ཆོག

ཡང་དག་པའི་ངང་སོ་འཁྲུ་བའི་དཔེ་སྟོན་པར་རིས།

༡གོང་སོ་སྐད་ནས་འོག་ལ་འཁྲུ་བ་དང་སོ་འཁྲུད་དལ་བུས་སོ་ངོས་སུ་བརྡར་དགོས་ལ་ངོས་སྐོམས་པར་ཐག་ཐུང་དུའི་ནང་བརྡར་དགོས།

༢ མདུན་སོའི་ནང་དུ་གོང་ནས་འོག་ཏུ་འཁྲུ་དགོས།

༣ འོག་སོ་ནང་དུ་འོག་ནས་སྐད་དུ་འཁྲུ་དགོས།

༤འོག་ནས་འོག་ནས་སྐད་དུ་འཁྲུ་བ་དང་སོ་འཁྲུད་དལ་བུས་སོ་ངོས་སུ་བརྡར་དགོས་ལ་ངོས་སྐོམས་པར་ཐག་ཐུང་དུའི་ནང་བརྡར་དགོས།

༥ ཕྱི་ནང་ཀུན་ཏུ་འཁྲུ་པ།

༦ཐེངས་རེར་ཝུང་མཐར་ཡང་སྐར་མ་གསུམ་དང་སྟ་དགོང་གཉིས་འཁྲུ་དགོས།

སོ་བཀྲུས་ན་ཁ་ནང་གི་70%ལ་གཙང་སྦྲ་བྱེད་ཐུབ་ལ་སོ་གྲལ་གྱི་རམ་འདེགས་བྱས་ཏེ་བཀོལ་སྤྱོད་བྱས་ན་ཕན་འབྲས་བཟང་།

གོང་གི་རི་མོ་ནས་ང་ཚོས་དངོས་སུ་སོ་བྲལ་དུ་འགྲོ་བའི་རྒྱུ་མཚན་ནི་ཅི་ཞིག་ཡིན་པ་རྟོགས་ཐུབ

བམ། ནོར་མེད། དེ་ནི་ཟས་ཀྱི་སྙིགས་རོ་དང་འབུ་ཕྲ་དུས་ཡུན་རིང་པོར་བསགས་པས་སོའི་རྡོའུ་སྐྲན་ཆགས་པ་རེད། དེས་སོ་རྙིལ་དང་སོ་ལ་རིམ་བཞིན་རུལ་བསླད་དང་གནོད་སྐྱོན་བཏང་བ་མ་ཟད་སོའི་ མཐའ་འཁོར་དུ་སོའི་རྡོའུ་སྐྲན་བསགས་ནས་ཁྱེད་ཀྱིས་སོ་གྲལ་འཁྲིག་པོའི་སྣང་བ་ཞིག་ མངོན་པ་དང་སོ་བཀྲུས་ནས་རྡོའུ་སྐྲན་མེད་པར་བཟོས་རྗེས་སོ་ཡི་ངོ་བོ་ངོ་མ་ཕྱིར་མངོན་པ་དང་ཚང་མས་སོ་བཀྲུས་ན་སོ་གྲལ་ཇེ་ཆེར་འགྲོ་བར་སྙམ་ནས་དོན་དངོས་སུ་སོ་གྲལ་སྔ་ས་ནས་ཡོད་པ་མ་ཟད་གལ་ཏེ་སོའི་རྡོའུ་སྐྲན་མ་སེལ་ན་སོའི་གྲལ་ཇེ་ཆེ་ནས་ཇེ་ཆེར་འགྲོ་ལ་མཇུག་མཐར་སོའི་མཐའ་འཁོར་དུ་གཉན་ཁ་དང་སོ་རུལ། སོ་ལྷོད་སོགས་དེ་བས་འཇིགས་སུ་རུང་བའི་ནད་རིགས་འབྱུང་སྲིད། མིག་མདུན་གྱི་སྨན་རིན་ཆུང་དུ་གཏོང་མི་ཕོད་པར་མཇུག་མཐར་འགྲོ་སོང་མི་ཉུང་བ་འགྲོ་ངེས་ལགས།

སོ་འབྲུ་བའི་ཐེངས་གྲངས།

རྒྱུན་ལྡན་གྱི་མི་ཞིག་ཡིན་ཚེ་ང་ཚོས་ཟླ་དྲུག་ནས་ལོ་གཅིག་གི་ནང་དུ་སོ་ཐེངས་རེ་འབྲུ་དགོས་པ་མ་ཟད། དུས་བཅད་ལྟར་ཁ་ནང་དུ་བརྟག་དཔྱད་བྱས་ཏེ་སྔ་ཚམ་ཤེས་རྟོགས་དང་སྔ་ཚམ་སྔོན་འགོག་བྱེད་དགོས།

སོ་འབྲུ་བར་སྨན་ཁང་ཆེ་བར་འགྲོ་དགོས་སམ་ཡང་ན་སྨན་ཁང་ཆུང་བར་འགྲོ་དགོས།

སྨན་ཁང་ཆེ་གྲས་དང་སྨན་ཁང་ཆུང་གྲས་དབར་འབྲེལ་བ་ཆེན་པོ་མེད་མོད། འོན་ཀྱང་ངེས་པར་དུ་ཚད་ལྡན་གྱི་སྨན་ཁང་ཞིག་འདེམས་དགོས། རྒྱུ་མཚན་ནི་ཚད་ལྡན་མིན་པའི་སྨན་ཁང་གི་ཡོ་བྱད་ལ་དུག་སེལ་ལེགས་པོ་མ་ཐུབ་ན་མཆིན་ཚད་དང་ཨེ་ཙི་ནད་སོགས་འགོས་ཉེན་ཆེ། འོན་ཀྱང་ཚད་ལྡན་སྨན་ཁང་གིས་དུས་བཅད་ལྟར་སྨན་བཅོས་ཁོར་ཡུག་ལ་དུག་སེལ་དང་སྨན་བཅོས་ཡོ་བྱད་ལ་དུག་སེལ་ནན་མོ་བྱེད་ཀྱི་ཡོད་པས་སྨན་བཅོས་མི་སྣར་ཡང་དུས་བཅད་ལྟར་ལས་སློའི་གསོ་སྦྱོང་བྱས་ནས་སྔོན་འགོག་བྱེད་ཀྱི་ཡོད། ཕྱོགས་གཞན་ཞིག་ནས་སོ་འབྲུ་སྟངས་མི་འཁྲིག་པས་སོ་ལ་གནོད་པ་ཐེབས་སྲིད་དེ་སོ་ལ་སྲུང་སྐྱོབ་བྱེད་མི་ཐུབ་པར་མ་ཟད་དེ་ལས་ཕྱོག་སྟེ་གནོད་སྐྱོན་ཐོན་སྲིད།

གང་འདྲ་ཞིག་ལ་སོ་གྲུལ་མི་འགྲིག་པ་བཀག་སྡོམ་ཟེར།

སོ་གྲུལ་མི་འགྲིག་པ་བཀག་སྡོམ་ནི་བྱིས་པའི་སོ་རྡུལ་བ་སྔོན་འགོག་བྱེད་པའི་ཆེས་ཕན་ནུས་ལྡན་པའི་བྱེད་ཐབས་ཤིག་ཡིན། དེ་ནི་སོ་གཞུང་ཕུང་གྲུབ་ལ་གནོད་སྐྱོན་མི་ཐེབས་པའི་སྔོན་འགྲོའི་ཆ་རྐྱེན་འོག་སོ་ཐོད་འགྲམ་དང་འགྲམ་ལྟེ་ངོས་ཀྱི་ཚང་ཤུར་མཚམས་སུ་འབྱར་བའི་རང་བཞིན་གྱི་ཤིང་ཚོལ་རིམ་པ་ཞིག་བྱུག་ཡོད་པ་དང་ཤིང་ཚོལ་དེ་དག་སེམ་འདྲེས་ཀོང་ཤུར་དུ་བཞུར་རྗེས་མཁྲེགས······པོར་གྱུར་ནས་སྲུང་སྐྱོབ་རང་བཞིན་གྱི་འགོག་ཡོལ་ཞིག་ཆགས་པ་བྱས་ཏེ་འབུ་ཕྲ་དང་ཟས་རིགས་ཀྱི་སྙིགས་རོ་སོ་ནང་འཛུལ་རྒྱུ་བཀག་འགོག་དང་སོ་རྒྱུའི་འབུ་ཕྲ་དང་བརྗེ་ཚབ་དངོས་པོས་བསླད་སྐྱོན···གཏོང་བར་སྲུང་སྐྱོབ་བྱེད་ཐབས་ཤིག་ལ་ཟེར།

བྱིས་པའི་སོ་ཤུར་ལ་སོ་གྲུལ་མི་འགྲིག་པ་བཀག་སྡོམ་བྱེད་དགོས་པའི་རྒྱུ་མཚན་ཅི་ཡིན།

བྱིས་པའི་ནུ་སོ་དང་བརྟན་སོ་ནི་སྐྱེས་ནས་ཡུན་རིང་མ་སོང་བར་སོ་ཁ་རྩུབ་པའི་ངོས་དང་སོ་ངོས་གཞན་ཏུ་སོ་གྲུལ་དང་བར་སྟོང་ཆགས་འགྲོ་བའི་རིགས་ཏེ་བར་སྟོང་འདི་དག་གི་ནང་དུ་གཙང་མ······འཁྲུ་མི་ཐུབ་པ་མ་ཟད་དུས་རྒྱུན་གྱི་ལག་ཆ་གཞན་དག་གིས་དེའི་ནང་གི་འབུ་ཕྲ་མེད་པར་བཟོ་མི·······ཐུབ་པས་ཡུན་རིང་མ་སོང་བར་དེའི་ནང་དུ་འབུ་ཕྲ་མང་པོ་བསགས་པ་དང་ལོ་ཏེ་མཐོར་སོང་བ་དང་བསྟུན་ནས་སོ་རྡུལ་ཆགས་འགྲོ་བར་སྔོན་འགོག་བྱ་ཆེད་ཡིན།

སོ་གྲུལ་མི་འགྲིག་པ་བཀག་སྡོམ་ཇི་ལྟར་བཀོལ་སྤྱོད་བྱེད་ཚུལ།

ཐོག་མར་སྨན་པས་བྱིས་པའི་སོ་ལ་གཙང་སྦྲ་དང་བརྟན་བཤེར། སྐྱུར་འཛིན། གཙང་འཁྲུ···བཅས་བྱེད་པ་དང་སོ་གྲུལ་མི་འགྲིག་པའི་སོ་ངོས་སུ་ཤིང་ཚོལ་བྱུག་ནས་དེ་སོ་ཡི་ཚང་ཤུར་ནང་དུ་སེམ་བཙུག་རྗེས། འོད་འཕྲོའི་འཕྲུལ་ཆས་ཀྱིས་གཏན་པོར་བཟོས་ནས་སོ་ལ་འབུ་ཕྲས་གནོད་སྐྱོན་མི་ཐེབ་པ་བྱེད་པའི་བྱེད་ཐབས་ཤིག་ཡིན།

སོ་གྲལ་མི་འགྲིག་པ་བཀག་སྡོམ་བྱེད་པའི་དུས་ཚོད་ཡག་ཤོས་དེ་ག་དུས་ཡིན།

རྒྱུན་ལྡན་གྱི་གནས་ཚུལ་འོག་ཏུ་སོ་ལོ་3ནས་ལོ་4བར་དང་། འགྲམ་སོ་དང་པོ། ལོ་6ནས་7བར། འགྲམ་སོ་གཉིས་པ་ལོ་11ནས་13བར། ཆ་རྩེ་འགྲམ་སོ་ལོ་9ནས་13བར་བཅས་ཀྱི་སྐབས་སུ་ཚང་མ་སྐྱེས་ཟིན་ཡོད་པས་སོ་གྲལ་མི་འགྲིག་པ་བཀག་སྡོམ་བྱེད་པའི་དུས་ཚོད་ཡག་ཤོས་ནི་སོ་ཚང་མ་སྐྱེས་ཟིན་ནས་ལོ་4ནང་ཙམ་ཡིན་པ་མ་ཟད་ད་དུང་སོ་རྣུལ་སྐྱོན་ཡང་བྱུང་མེད་པ་དགོས།

སོ་གྲལ་མི་འགྲིག་པ་བཀག་སྡོམ་བྱེད་སྐབས་ན་ཟུག་ཡོད་དམ།

སོ་གྲལ་མི་འགྲིག་པ་བཀག་སྡོམ་བྱེད་པའི་བཀོལ་སྤྱོད་ཙམ་ལས་སླ་ཞིང་ན་ཟུག་མེད། རྒྱུ་མཚན་ནི་ དེར་སོ་བཟང་མི་དགོས་པར་སོའི་ངོས་སུ་སྦྱར་སྐྱི་ལྷ་བུའི་ཤིང་ཚོལ་རིམ་པ་ཞིག་བྱུག་ནས་སོའི་ངོས་ཀྱི་གཏིང་ཟབ་པའི་ཤུར་དག་བཀག་སྟེ། བྱིས་པས་གཙོགས་འདེགས་བྱེད་དགོས་པ་ནི་ཁ་གདངས་སུ་འཇུག་པ་དེ་ཡིན། གསོ་རིག་གིས་ཐོག་ཏུ་ཁའི་ནང་དུ་གོང་འོག་གཡས་གཡོན་གྱི་ཁུལ་བཞི་ཡོད་ལ་གལ་ཏེ་བྱིས་པས་གཙོགས་འདེགས་བྱས་ན་སྐར་མ་བཅོ་ལྔ་ནས་སུམ་ཅུའི་བར་ལེགས་སྒྲུབ་ཡོང་གི་ཡོད།

སོ་གྲལ་མི་འགྲིག་པ་བཀག་སྡོམ་བྱེད་སྐབས་མིའི་ལུས་པོར་གནོད་པའི་དངོས་པོ་ཡོད་དམ།

སོ་གྲལ་མི་འགྲིག་པ་བཀག་སྡོམ་གྱི་སོ་རྣུལ་སྔོན་འགོག་བྱེད་ཐུབ་པ་ནི་འཛམ་གླིང་འཕྲོད་བསྟེན་རྩ་འཛུགས་ཀྱིས་འཛམ་གླིང་ཡོངས་ཀྱི་བྱིས་པར་འོས་སྦྱོར་བྱེད་པའི་སོ་སྲུང་སྐྱོབ་བྱེད་ཐབས་ཤིག་ཡིན་ཞིང་། ལོ་བཅུ་ལྷག་ཙམ་གོང་རང་རྒྱལ་གྱིས་ཀྱང་ལག་རྩལ་དེ་རྒྱལ་ཁབ་བྱིས་པའི་ཁ་ནད་སྔོགས་བསྲུས་ཀྱི་ཞིབ་དཔྱད་བྱེད་པའི་རྣམ་གྲངས་ནང་བཙུག་ཡོད། དར་རྒྱས་ཆེ་བའི་རྒྱལ་ཁབ་ཏུ་དཔེར་ན་ཨ་མེ་རི་ཁའི་བྱིས་པའི་སོ་རྣུལ་ཚད་3.3%ལས་ཟིན་མེད་པ་དང་ལོ་དྲུག་ནས་དགུའི་བར་གྱི་བྱིས་པའི་རྒྱུན་གཏན་གྱི་སོ་གྲལ་མི་འགྲིག་པ་བཀག་སྡོམ་སྨན་བཅོས་ལོ་ཉི་ཤུ་ལྷག་ཙམ་བྱས་ཡོད།

ད་དུང་སོ་གྲལ་མི་འགྲིག་པ་བཀག་སྡོམ་སྨན་བཅོས་ནི་གནོད་སྐྱོན་མེད་པའི་སྨན་བཅོས་བྱེད་ཐབས་ཤིག་ཡིན་ལ་དེ་ནི་དུག་མེད་གནོད་མེད་ཀྱི་སོ་རྣུལ་སྔོན་འགོག་བྱེད་ཐབས་ཤིག་ཡིན་པས་ཞོར་སྐྱོན་ཅི་ཡང་འབྱུང་མི་སྲིད།

སོ་གྲལ་མི་འགྲིག་པ་བཀག་སྡོམ་བྱེད་པ་ནི་དཀའ་བ་སྒྲུབ་ཐེངས་གཅིག་ལ་གཏན་བདེ་ཐོབ་པ་ཞིག་ཡིན་ནམ།

སོ་གྲལ་མི་འགྲིག་པ་བཀག་སྡོམ་ཡིས་སོ་ནུལ་བ་སྔོན་འགོག་བྱེད་ཐུབ་མོད། འོན་ཀྱང་དཀའ་བ་སྒྲུབ་ཐེངས་གཅིག་ལ་གཏན་བདེ་ཐོབ་པ་ཞིག་མིན། གལ་ཏེ་བཀག་སྡོམ་བྱས་ཟིན་རྗེས་ནས་སོ་མི་བཀྲུ་བ་དང་མངར་ཆ་མང་པོ་ཟ་བ། ཐ་མག་འཐེན་པ་དང་ཆང་རག་སོགས་ལ་དགའ་ཞེན་ཆེ་བ། དུས་བཅད་ལྟར་སྨན་ཁང་དུ་སོང་ནས་ནད་བརྟག་དཔྱད་མ་བྱས་ན་སོ་ནུལ་ཆགས་ངེས་རེད།

སོ་གྲལ་མི་འགྲིག་པ་བཀག་སྡོམ་གྱིས་སོ་ནུལ་བཅོས་ཐུབ་བམ།

སོ་གྲལ་མི་འགྲིག་པ་བཀག་སྡོམ་གྱིས་སོ་ནུལ་སྔོན་འགོག་བྱེད་ཐུབ་པ་ལས་སོ་ནུལ་བ་བཅོས་མི་ཐུབ། གལ་ཏེ་སོའི་ཕྱི་ངོས་ལ་སོ་ནུལ་ཆུང་ངུ་ཡོད་ན་སོ་གཙང་མ་འཁྲུ་བ་དང་སྐྱུར་རིགས་སོགས་ཀྱིས་བཀྲུས་རྗེས། ཞིང་ཚོལ་རྒྱ་ཆ་སྤྱད་ནས་སོ་གྲལ་མི་འགྲིག་པ་བཀག་སྡོམ་བྱེད་ཆོག འོན་ཀྱང་སོ་ནུལ་ཚབས་ཆེན་ཡིན་ན། ངེས་པར་དུ་ཁ་སྐོང་བྱེད་པ་སོགས་ཀྱི་ཐབས་ལ་བརྟེན་ནས་སོ་ནུལ་བ་བཅོས་དགོས། སོ་ནུལ་བ་སྨན་བཅོས་མ་བྱས་ན་སོ་གྲལ་མི་འགྲིག་པ་བཀག་སྡོམ་བྱས་ནའང་སོ་ནུལ་གྱི་གནས་སུ་འབུ་ཕྲ་སྡར་བཞིན་སུ་མཐུད་དུ་འཚོ་སྡོད་དང་རྒྱུད་སྤེལ་བྱེད་བཞིན་ཡོད་པས་སོ་ནུལ་ཇེ་ཆེར་འགྲོ་ངེས་རེད།

ཟས་རིགས་འདམ་པ།

དུས་རྒྱུན་དུ་འོས་འཚམས་ཀྱི་འཚོ་བཅུད་ལ་དོ་སྣང་བྱེད་དགོས། ལྷག་པར་དུ་ཞིན་དང་། ཀལ་འཚོ་རྒྱུ་སོགས་འདུས་པའི་ཟས་རིགས་མང་པོ་སྤྱོད་དགོས། དཔེར་ན་ཤ་རིགས་དང་ཤ་མའི་རིགས་ཀྱི་ཟས་རིགས། ཏའེ་ཏའེ། འོ་མ། ཉའི་མཆིན་སྣུམ། ཞིང་ཏོག་དང་སྔོ་ཚལ་སོས་པ་སོགས་ལྟ་བུ། ཟས་རིགས་འདི་དག་གིས་སོའི་སྐྱེ་འཕེལ་ལ་ཕན་པ་ཡོད།

བཟའ་འཐུང་གི་ཁྲོད་དུ་ངེས་པར་དུ་རྩུབ་ཅིང་ཚི་སྣའི་རྫས་འདྲེས་པའི་ཟས་རིགས་འདེམ་⋯

དགོས། དེས་བྱིས་པའི་མགལ་དུས་སྐྱེ་འཕེལ་དང་སོ་སྐྱེ་འཚར་ལ་འབྲིད་ཁྲིད་ཀྱི་ནུས་པ་གལ་ཆེན་ཐོན་ནས་སོ་རོས་གཙང་སྲ་ལ་སྐྱུལ་འདེད་བྱས་ཏེ་སོ་རུལ་འགོག་པའི་ཆ་རྐྱེན་གྲུབ་པ་ཡིན།

ས་མཐོའི་ཁོར་ཡུག་ཁྲོད་ཀྱི་བཟའ་འཐུང་གོམས་གཤིས་ནི་ཤ་རིགས་དང་རྩམ་པ་སོགས་གཙོ་བོ་ཡིན་པ་ལ་ཤིང་འབྲས་དང་སྔོ་ཚལ་འདང་ངེས་ཤིག་མེད་པས་མིའི་ལུས་པོའི་ནང་འཚོ་བཅུད་མི་འདྲ་བ་ཆ་ཚང་དགོས་ལ་གཞི་རྒྱུ་ཕྲན་ཙམ་གཅིག་གིས་དུས་ཐོག་ཏུ་ཁ་གསབ་བྱེད་མི་ཐུབ། ཐ་ན་ཁའི་ནང་གི་འབྲེལ་ཡོད་ནད་གཞི་མང་པོ་ཐོན་སྲིད་པ་དཔེར་ན། ཁའི་འབྱར་སྐྱིའི་ནད་དང་སོའི་གཉན་ཚད། ཁའི་ནང་རུལ་འགྱུར་སོགས་ཀྱི་ནད་ཕོག་གི་ཡོད་པས་ཚིལ་མང་དང་སྐྱུམ། ཚྭ་སོགས་བཟའ་བཅའ་སྤྱོད་ཚད་ལ་ཚོད་འཛིན་བྱས་ཏེ་ཁྲག་གི་གར་ཚད་ལ་དེ་བས་ཚོད་འཛིན་བྱེད་དགོས། ངོ་སྣང་བྱ་རྒྱུ།

མངལ་འཁོར་ནས་ཟླ་བ་༡ནས་༣བར་དང་། ཟླ་བ་༨ནས་ཟླ་བ་༡༠བར་སྨྲུམ་མར་གཤགས་བཅོས་བྱེད་མི་རུང་། མངལ་ཤོར་སླ་བའམ་ཡང་ན་ཟླ་ཁ་མ་གང་བའི་ཕྲུ་གུ་སྐྱེ་བ། དེའི་ཕྱིར་མངལ་མ་འཁོར་བའི་སྔོན་ལ་དུས་བཅད་ལྟར་བརྟག་དཔྱད་བྱེད་པའི་གོམས་གཤིས་ཆགས་སུ་བཅུག་ན་ལེགས། གལ་ཏེ་མངལ་ཆགས་པའི་སྔོན་ལ་སོ་ལ་བརྟག་དཔྱད་མ་བྱས་ན་མངལ་འཁོར་བའི་དུས་དཀྱིལ་ལ་སོ་ལ་བརྟག་དཔྱད་དང་སོ་བཀྲུས་ན་ལེགས། སོ་རུལ་དང་སོའི་མཐའ་འཁོར་གྱི་ནད་ཚབས་ཆེན་འབྱུང་བར་སྔོན་འགོག་བྱས་ཏེ་འཕེལ་རྒྱས་ཙུང་ཚབས་ཆེ་བའི་ནད་རྟགས་འབྱུང་སྐབས་གཞི་ནས་སྨན་བཅོས་བྱེད་དགོས་བྱུང་ཚེ་ཕྲུ་གུར་གནོད་པ་ཆེ། དེ་དང་འདྲ་བར་མངལ་ཆགས་པའི་དུས་སུ་ཡང་དག་པའི་ཁ་ནང་གི་འཕྲོད་བསྟེན་ལྟ་བ་དང་གོམས་སྲོལ་ཆགས་ན་མངལ་ཆགས་རིང་ཨ་མ་བློ་བདེ་བག་ཕེབས་ངང་ཕྲུ་གུ་སྐྱེ་ཆོག

འཛམ་གླིང་འཕྲོད་བསྟེན་རྩ་འཛུགས་ཀྱི་ཁ་ནང་གི་བདེ་ཐང་ཚད་གཞི། སོ་གཙང་མ་ཡིན་པ་དང་སོ་ཆོན་ལྡིག་རྒྱུན་གཏན་ཡིན་པ། སོ་རུལ་མེད་པ། ན་ཟུག་མེད་པ། ཁྲག་མི་ཐོན་པ་བཅས་ཡིན།

སོ་རྡུལ་བའི་རྒྱུ་མཚན་གཙོ་བོ་ནི་མངར་ཟས་ཟ་རྒྱུར་དགའ་བ་དང་སོ་བཀྲུས་མི་གཙང་བའི་རྐྱེན་གྱིས་རེད། ཟ་མའི་སྙིགས་རོ་ལུས་ཡོད་པས་ཁའི་ནང་དུ་སོའི་འབུ་ཕྲ་མང་པོ་སྐྱེས་ནས་དུས་ཡུན་རིང་པོར་སོ་ནད་ཆགས་པ་ཡིན་པས། སྤྲ་ཙམ་སྔོན་འགོག་དང་། སྤྲ་ཙམ་ཤེས་རྟོགས། སྤྲ་ཙམ་སྨན་བཅོས་བྱེད་པ་ནི་ཆེས་གལ་ཆེ་བ་ཡིན། ཉེ་བའི་ལོ་ཤས་རིང་ལྗོ་ཁ་ས་ཁུལ་དུ་སོའི་ནད་ཐོག་ཚད་མང་དུ་ཕྱིན་ནས་ཕལ་ཆེར་བཟའ་བཏུང་གོམས་གཤིས་ཀྱི་འགྱུར་ལྡོག་ལ་འབྲེལ་བ་ཆེན་པོ་ཡོད་སྲིད། སྔོན་ཆད་བོད་ལྗོངས་ས་ཁུལ་དུ་ཟས་རིགས་རྩིང་པོའམ་ནོར་ལུག་གི་ཤ་སོགས་ཟ་རྒྱུར་དགའ་བ་དེ་བཞིན་དུ་ལྷ་ལྗོ་ཁ་ས་ཁུལ་དུ་ཕྱི་ཕྱོགས་ས་ཁུལ་གྱི་བཟོ་ལས་ཅན་གྱི་ཟས་རིགས་མང་པོ་ཐོན་ཡོད་པས་དང་མངར་ཆའི་ཟས་རིགས་དང་ཐྭན་སྣུར་འཐུང་ཆུ་སོགས་ཀྱིས་སོ་རྡུལ་སྐྱོན་འབྱུང་བཞིན་ཡོད།

༡ ཁྱིམ་བདག་མང་པོ་ཞིག་གིས་ནུ་སོ་ལ་སྤྲ་ཕྱི་མ་གཏོགས་བརྗེ་དགོས་པས་དེར་མཐོང་ཆེན་མི་བྱེད་པའི་ལྟ་ཚུལ་དེ་ནི་ནོར་འཁྲུལ་ཞིག་རེད། བྱིས་པའི་སོ་རྡུལ་བ་ལས་ལྷུད་པའི་ནུས་པ་དམའ་རུ་འགྲོ་ལ་ཟས་ཟ་ཚད་དང་འཚོ་བཅུད་མི་འདང་བར་ལུས་ཡོངས་ཀྱི་འཚར་ལོངས་ལ་ཤུགས་རྐྱེན་བཟོ་སྲིད།

༢ དར་མ་སོ་རྡུལ་ན་ཡང་ཟས་ཟ་བར་ཤུགས་རྐྱེན་དང་ནད་རིགས་གཞན་ཐོག་སླ་བ། གཟུགས་བརྙན་དང་ཡིད་ཆེས་ལ་ཤུགས་རྐྱེན་བཟོ་སྲིད།

སོ་འཁོར་ནད་ཀྱི་སྔོན་འགོག

གལ་ཆེ་ཤོས་ཀྱི་བྱ་ཐབས་ནི་སོ་འཁྲུ་བའི་བྱ་ཐབས་ཁོང་དུ་ཆུད་པ་བྱེད་པ་དེ་ཡིན། སོ་ཤད་ཡག་པོ་འཁྲུ་བ་དང་། ཞོགས་དགོང་སོ་བཀྲུས་ནས་ཉུང་མཐར་ཡང་སྐར་མ3དང་ཁ་ལག་བཟས་རྗེས་སོ་སྙུད་ཀྱིས་ཟས་རིགས་ཀྱི་སྙིགས་རོ་གཙང་སེལ་བྱེད་དགོས་པ་ལས་སོ་ཐུར་གྱིས་ཚབ་བྱས་ན་གཏན་ནས་མི་འགྲིག

འཚོ་བཅུད་དོ་མཉམ། ཇ་བསྲུབས་མ་དེ་བཞིན་མངར་ཟས་ཉུང་ཙམ་ཟ་དགོས།

ས་མཐོའི་འཐུང་ཆུ་གཙོ་བོ་གངས་ཆུ་དང་ས་འོག་གི་ཆུ་ཡིན། གཏེར་རྒྱུའི་འདུས་ཚད་མཐོ་བས་སོའི་ངོས་སུ་དྲིམ་བསགས་བྱས་ནས་སོའི་རྗེའུ་ཆགས་སླ་བས་སོའི་མཐའ་འཁོར་གཉན་ཁ་བྱེད་པ།

ས་མཐོའི་ཁོར་ཡུག་སྐམ་ཤས་ཆེ་ལ་ཉི་འོད་འཕྲོ་བའི་དུས་ཡུན་རིང་བས་ཚ་ གྲངས་པར་འགྱུར་སླ་བས་དུས་མཚུངས་སུ་འགྲམ་རྨེན་གྱི་ཟགས་ཐོན་བྱེད་ནུས་ལ་དབྱང་རླུང་ཉུང་བའི་ཚོད་འཛིན་ཐེབས་ཏེ། ཁ་ཆུ་ཟགས་ཐོན་ཉུང་དུ་འགྲོ་བ་དང་ཁ་གཙང་བྱེད་ནུས་དམའ་རུ་འགྲོ་བ། འབུ་ཕྲ་རྒྱུད་སྲིལ་བྱེད་སླ་བས་སོའི་མཐའ་འཁོར་ལ་གནོད་སྐྱོན་ཐོག་གི་ཡོད། ཁ་ནང་གི་འཕྲོད་བསྟེན་མཐུབ་ཁྲིད་ལ་ཞུགས་སྐོན་བརྒྱབ་སྟེ་ས་མཐོའི་མི་ཚོགས་ཁྲོད་དུ་ཁ་ནང་གི་འཕྲོད་བསྟེན་རྒྱུན་ཤེས་ཁྱབ་གདལ་བཏང་ནས་ས་མཐོའི་ཁུལ་གྱི་འཐུང་ཆུའི་སྦྱུས་ཚད་ལེགས་སུ་གཏོང་བ་དང་ཆུའི་ནང་གི་གཏེར་རྒྱུ་འདུས་ཚད་ཉུང་དུ་གཏོང་དགོས།

ས་མཐོའི་དབྱང་རླུང་ཉུང་བའི་ཁོར་ཡུག་འོག་ཏུ་དབྱང་རླུང་བྲལ་བའི་འབུ་ཕྲ་སྐྱེ་འཕེལ་ཆེ་བ་དང་འབུ་ཕྲ་ཡི་དུག་ཤེད་ཆེ་བའི་དངོས་རྫས་མང་དུ་འགྲོ་གི་ཡོད། དེའི་ཕྱིར་སྨན་བཅོས་དང་སྔོན་འགོག་ཕྱོགས་གཉིས་ནས་མཉམ་དུ་གསོ་བཅོས་བྱེད་དགོས། གཅིག་ནི་ནད་པའི་ཁ་ནང་གི་ཁྲག་གི་འཁོར་སྐྱོད་ཕྲ་མོ་འབྱེད་པར་རོགས་རམ་བྱས་ཏེ་ཁ་ནང་གི་བྱེད་ནུས་གཙང་མ་སླར་གསོ་བྱེད་དུ་འཇུག་དགོས། གཉིས་པ་ནི་དབྱང་སུན་འབུ་ཕྲའི་ནུས་པ་ཆེ་བའི་འབུ་ཕྲ་གསོད་སྨན་བསྟེན་ནས་ཁ་ནང་གི་དབྱང་སུན་འབུ་ཕྲའི་གྲངས་ཚད་ཇེ་ཉུང་དུ་གཏོང་དགོས། ཚ་རྒྱེན་འཛོམས་པའི་གནས་ཚུལ་འོག་དེར་རྒྱུན་མཐུད་རང་བཞིན་གྱི་མཐོ་གནོན་དབྱང་གིས་གསོ་བཅོས་བྱས་ཏེ་ལུས་པོའི་ནང་གི་དབྱང་འདུས་ཚད་ཇེ་མང་དུ་བཏང་སྟེ་ལུས་པོའི་ཁྲག་གི་འཁོར་སྐྱོད་ལ་སྐུལ་འདེད་གཏོང་དགོས།

སོ་འབྲུ་བ། སོ་འབྲུ་བ་ནི་སོའི་མཐའ་འཁོར་གྱི་ནད་སྔོན་འགོག་བྱེད་པའི་ཆེས་ནུས་ལྡན་གྱི་ཐབས་ལམ་ཞིག་ཡིན། སོ་བཀྲུས་ན་སོའི་ངོས་སུ་ལོ་མང་པོའི་རིང་བསགས་པའི་སོའི་འབུ་ཕྲ་དང་སོའི་རྡེའུ་སྐྲན་གཙང་སེལ་བྱེད་ཐུབ། ཕྱིར་བཏང་གི་མིས་ཟླ་དྲུག་ནས་བཅུ་གཉིས་བར་སྨན་ཁང་དུ་སོང་ནས་ཁ་ནང་དུ་དུས་བཅད་ལྟར་ཞིབ་བཤེར་དང་གཙང་བཅོས་བྱེད་དགོས།

སྨུག་འཛིན་པས་བོད་སྐྱེར་བྱེད་སྐབས་ནད་ཐོག་སྨན་བཅོས་ཐད་བོད་རིགས་སྲུན་ཟླའི་རྒྱལ་ཁྲི་སོ་རྒྱ་རིགས་ལས་མངོན་གསལ་དོད་པོས་མང་བ་དང་ལྷག་པར་དུ་འབྲོག་ཁུལ་ནས་ཡོང་བའི་ནད་པར་མཐོང་མང་བ། བོད་ཁུལ་གྱི་ས་གནས་རང་བཞིན་གྱི་རྒྱལ་དུག་ཐོག་པས་འབྲེལ་ཡོད་སྟེ་ཁག་

གིས་མཐོང་ཆེན་ཡོད་པ་ཞུ།

སྐྲུལ་ཁྲ་སོར་མཚན་ཉིད་འཛོག་པ།

དེ་ལ་སྐྲུལ་ཁྲ་སོའི་ནད་དམ་ཁྲ་ཐིག་སོ་རྡེ་ཡང་ཟེར། དེ་ནི་དལ་གཤིས་རང་བཞིན་གྱི་རྫས་འགྱུར་དངོས་པོ་སྐྲུལ་ཡི་དུག་ཐོག་པའི་ཐོག་མའི་དུས་སུ་བྱུང་བའི་ཆེས་རྒྱུན་མཐོང་གི་ནད་རྟགས་ཤིག་ཡིན། སྐྲུལ་ཁྲ་སོ་ནི་དཔེ་མཚོན་གྱི་ས་གནས་ནད་རིགས་ཤིག་ཡིན་ལ། ས་ཁུལ་རང་བཞིན་གྱི་ཁྱད་ཆོས་ལྡན་ཡོད། ནད་རྐྱེན་ནི་སོ་སྐྱེ་སྲིང་གཏེར་འགྱུར་གྱི་དུས་སུ་ལུས་ཕུང་ལ་གནོད་འཚེ་ཐེབས་པའི་སོ་ནད་ཞིག་ཡིན། སྤྱིར་བཏང་དུ་ནད་རིགས་འདི་མཐོ་སྐྲུལ་མང་བའི ཁུལ་དུ་འབྱུང་གི་ཡོད།

བྱུང་རྐྱེན།

གཙོ་བོ་ནི་ཡུལ་དེའི་ཆུའི་ནང་དུ་སྐྲུལ་འདུས་ཚད་བརྒལ་བས་ཡིན།

བཟའ་བཅའི་ནང་དུ་སྐྲུལ་འདུས་ཚད་བརྒལ་བས་ཡིན།

སྐྲུལ་ལྡན་སོ་སྨན་བཀོལ་སྤྱོད་འོས་འཚམ་མ་བྱས་པས་ཡིན།

ས་ཁུལ་ལ་ལའི་བོད་རིགས་སྤུན་ཟླ་རྣམས་ཇ་ནག་འཐུང་བར་དགའ་ལ་ཇ་ནག་ནི་ཇ་རྙིང་པའི་རྒྱུ་ ཆ་གཙོ་བོ་སྤྲད་ནས་གྲུབ་པ་ཞིག་ཡིན། དེར་བརྟེན་སྐྲུལ་འདུས་ཚད་མངོན་གསལ་གྱིས་ཇ་ལོ་གཞན་ལས་དམའ་བ་ཡོད་པའི་ཇ་འཐུང་རྒྱུར་གོམས་གཤིས་ཡོད་མོད། འོན་ཀྱང་རིན་གོང་དམའ་བའི་ཇ་དེ་རིགས་དཔལ་འབྱོར་བྲེལ་འཚུབ་ཆེ་བའི་བོད་རིགས་ཀྱི་ཁྲོད་དུ་ཚུང་དགའ་བསུ་ཐོབ་པ་དང་ཕྱོགས་གཞན་ཞིག་ནས་མཆོ་འཕགས་མཐོ་རྐྱེན་གྱིས་སྐྲུལ་མི་ལུས་སུ་ཉར་བའི་དུས་ཚོད་ཇེ་རིང་དུ་གཏོང་ཐུབ་པས་བོད་རིགས་ས་ཁུལ་གྱི་སྐྲུལ་ཁྲ་སོའི་ནད་འདི་ཐོག་ཚད་ཚུང་ཆེ་བ་ཡོད།།

后记

牙痛不是病，痛起来真要命。口腔疾病和“致命”这种形容词看似毫不相干，发作起来却对人们的健康和生活质量产生很大影响，其实口腔疾病比较容易解决，只要了解口腔的相关常识，早预防、早发现、早治疗，是能够提高患者的生活质量的。

本书从口腔解剖生理结构与口腔保健常识、口腔常见疾病的治疗和预防入手，汇集简明且相对全面的口腔科普常识，结合编者在执行援藏任务期间观察到的高原地区人们的生活特点，望能为口腔知识匮乏的高原地区人们贡献出自己的一份力量。

祝愿高原地区的人们，能够拥有健康、美丽的牙齿和灿烂的微笑！

中南大学湘雅口腔医（学）院

李毅萍教授团队

足迹展示墙

精准扶贫对象旦增曲达（浪卡子县曲宗村）免费全口义齿修复

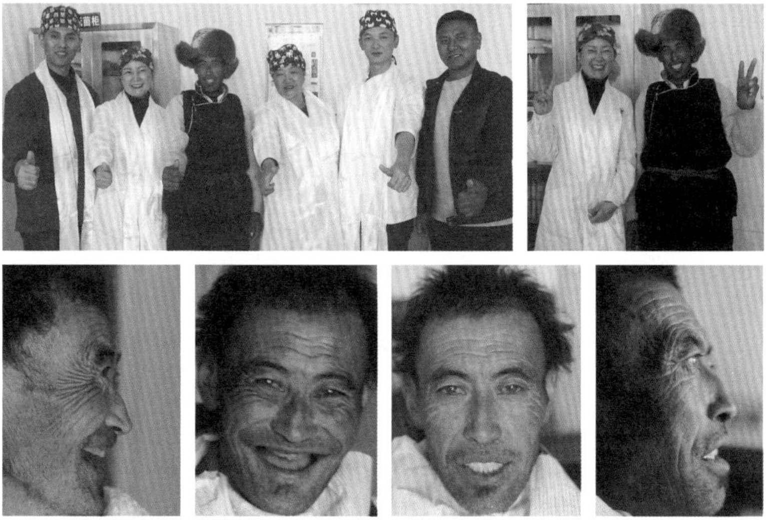

88 岁老共产党员索朗平措

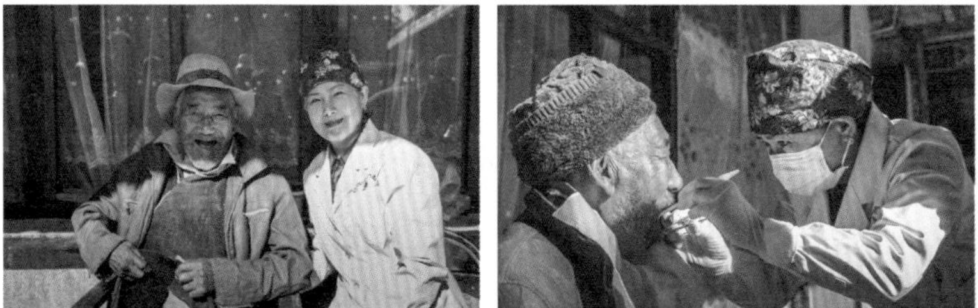

科普讲座

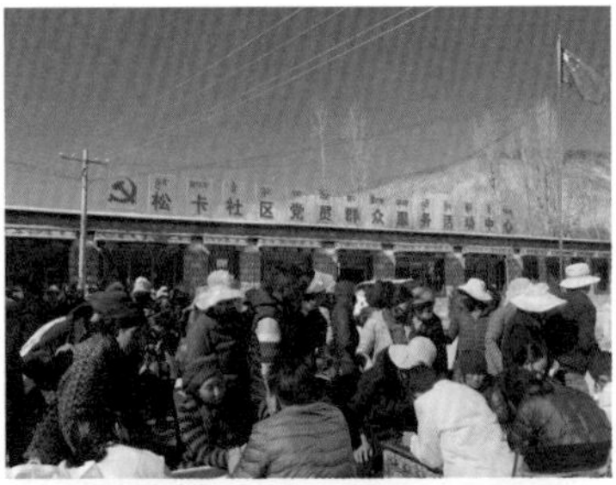

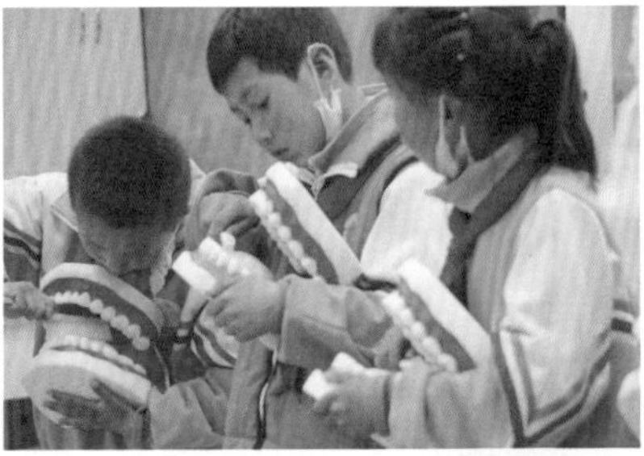

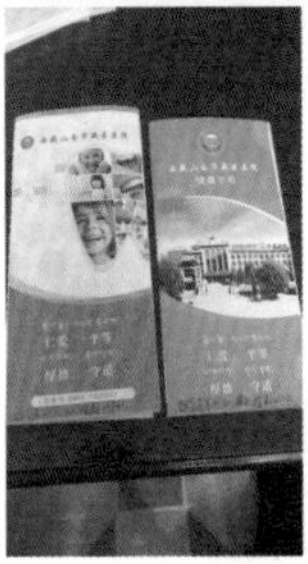

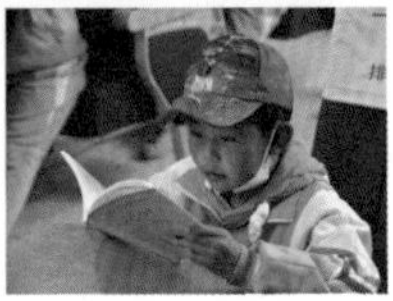

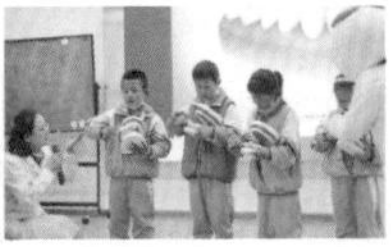

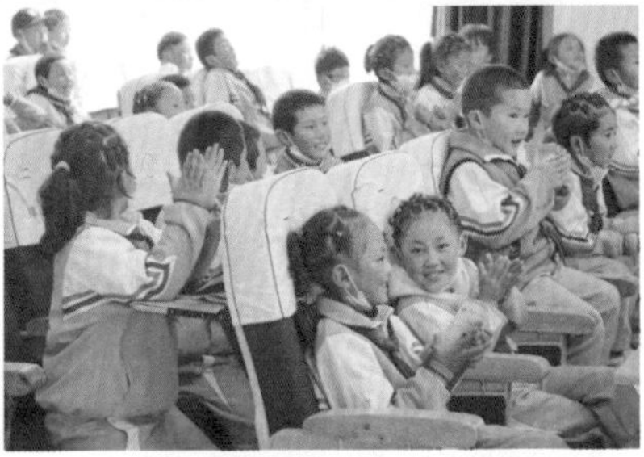

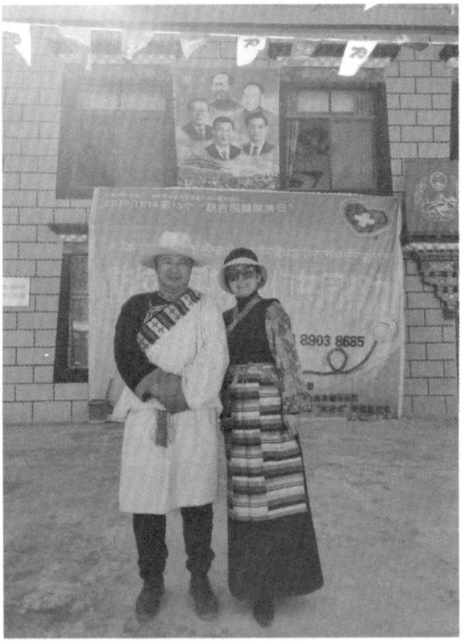

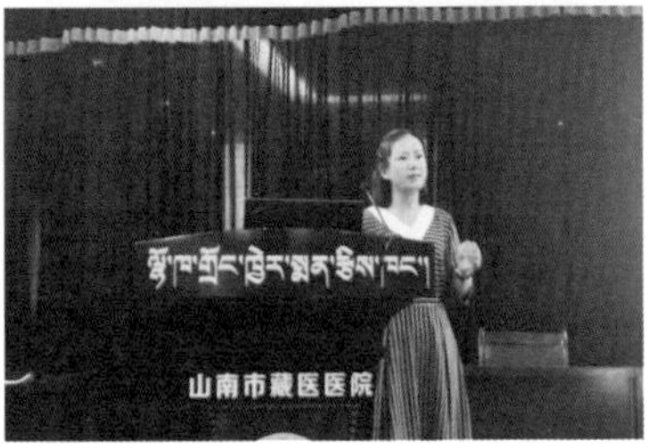

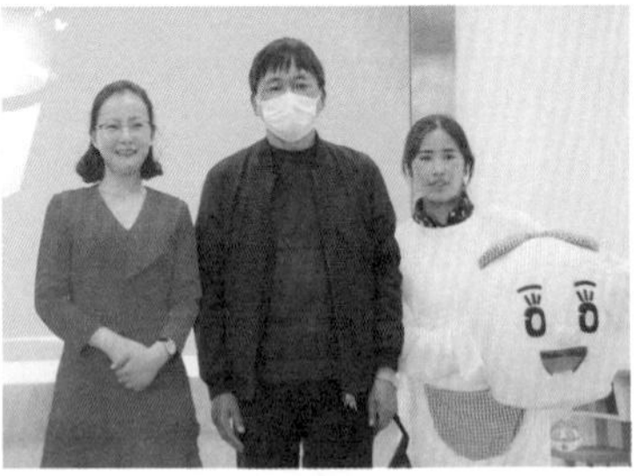

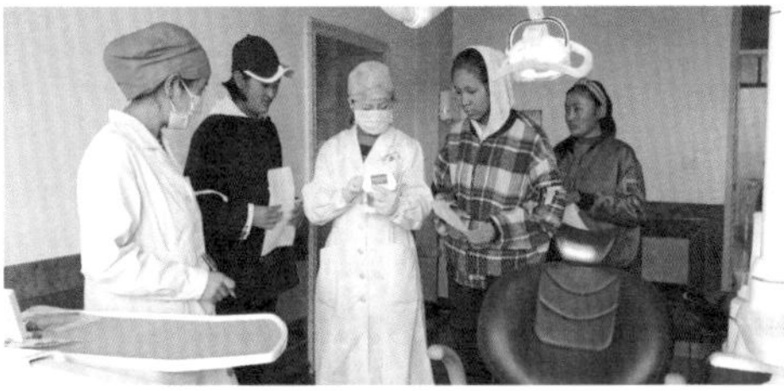

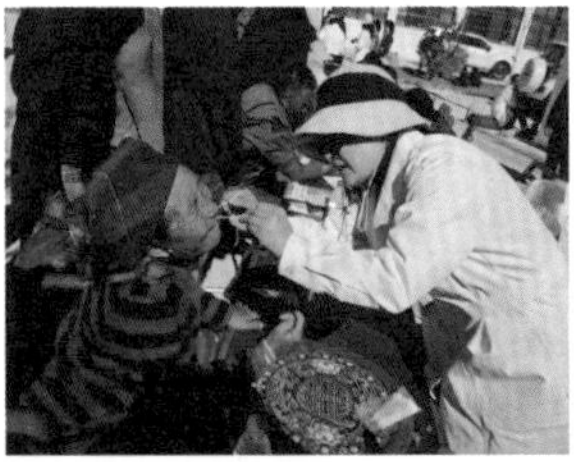

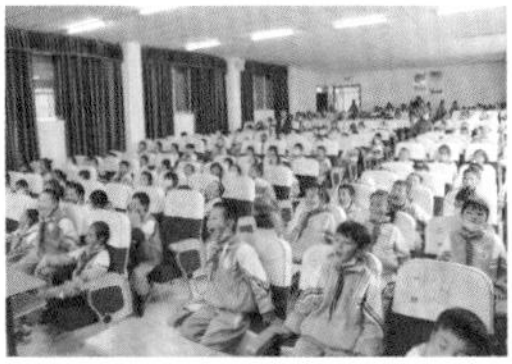

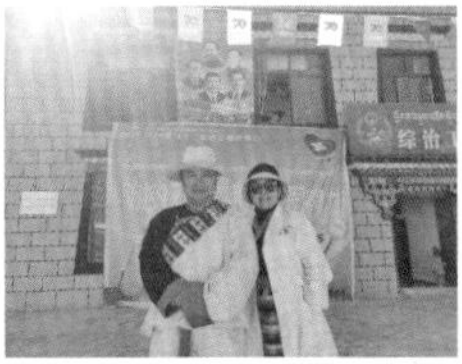

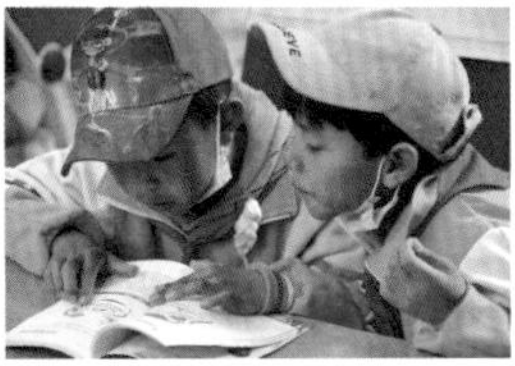

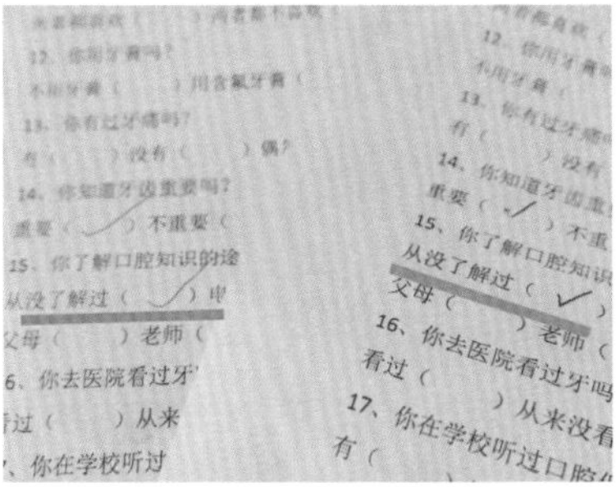
12、你用牙膏吗?
13、你有过牙痛吗?
14、你知道牙齿重要吗?
重要（✓）不重要（
15、你了解口腔知识的途
从没了解过（✓）
父母（　）老师（
16、你去医院看过牙吗
看过（　）从来没有
17、你在学校听过口腔

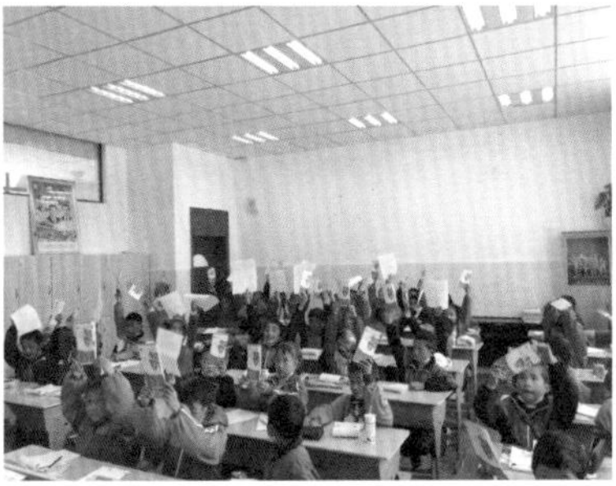

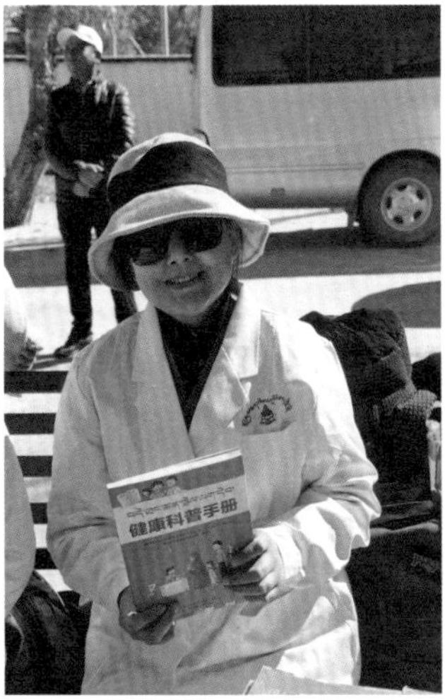
健康科普手册

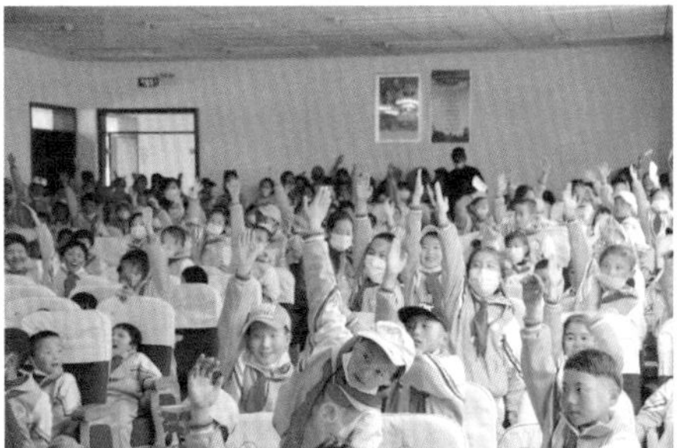

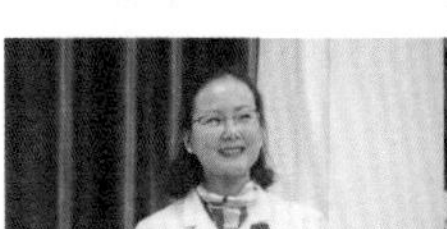

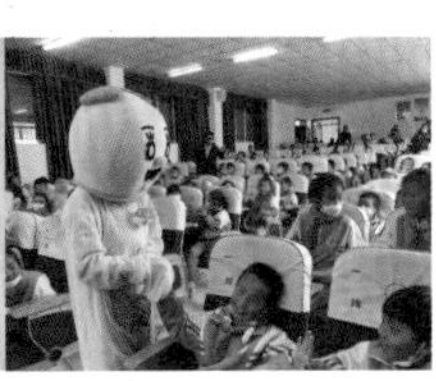

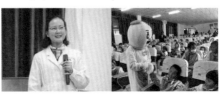

临床带教、技术帮扶

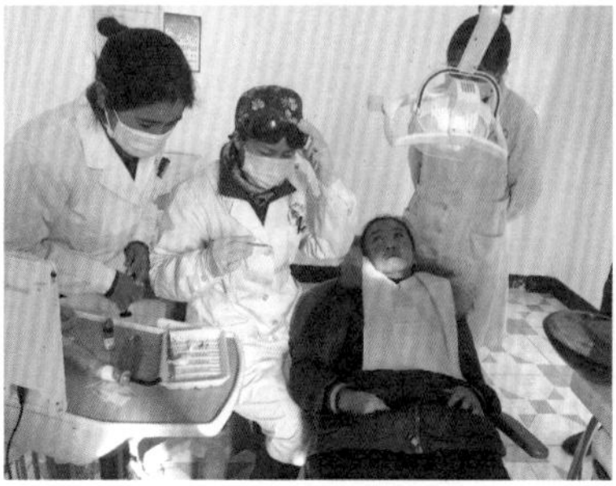

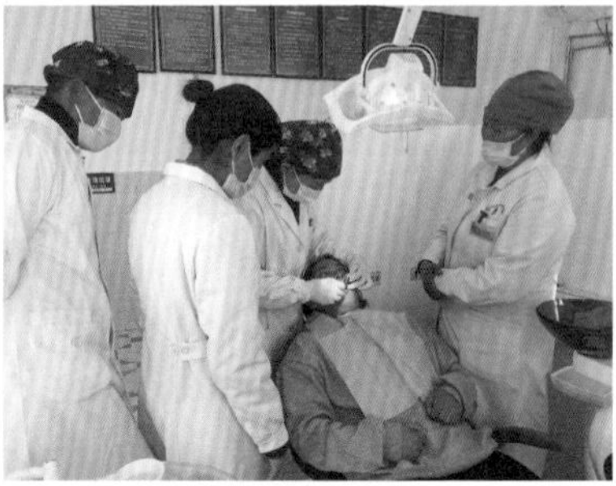

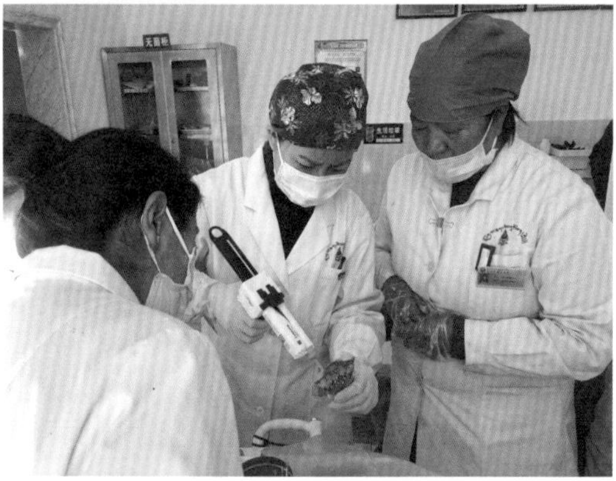

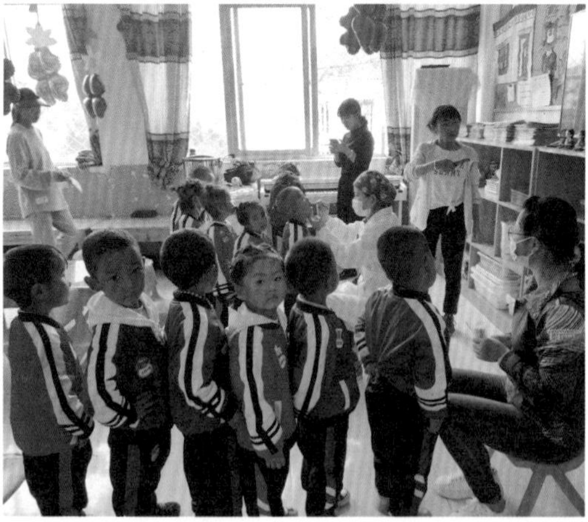

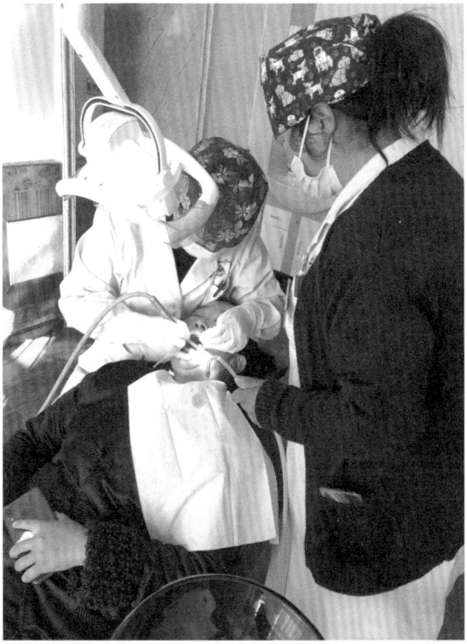

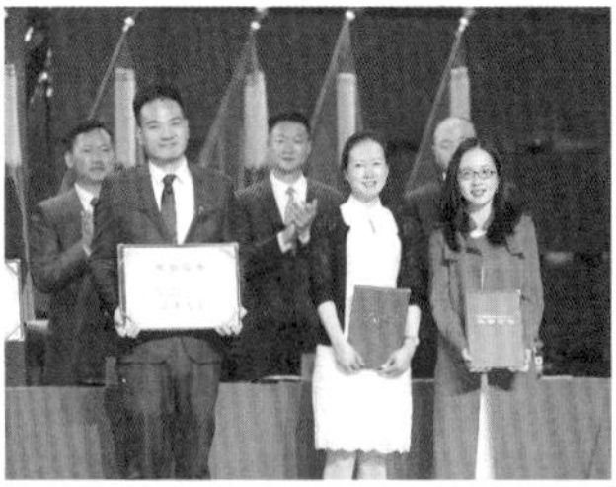

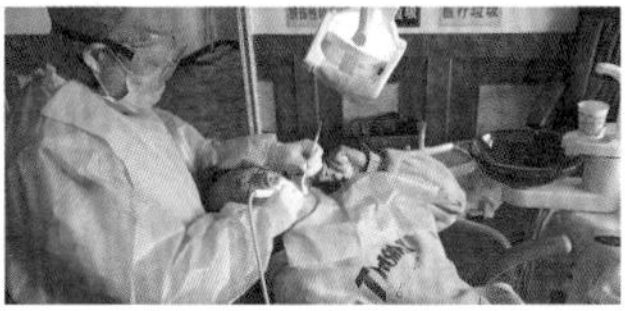

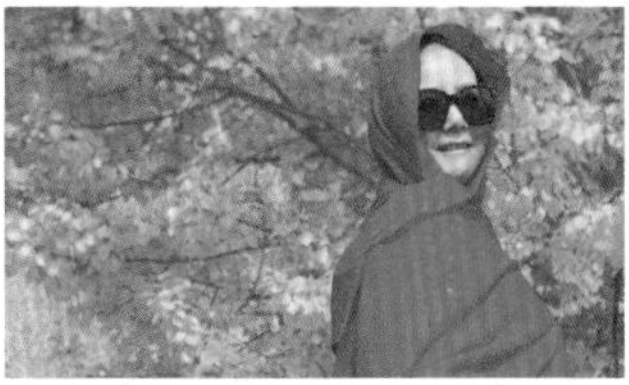

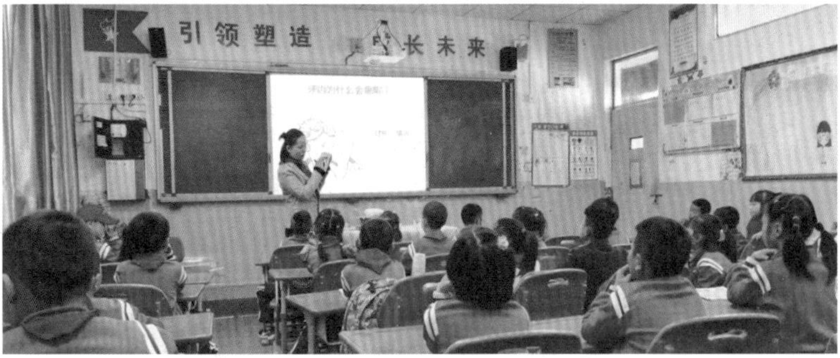
引领塑造

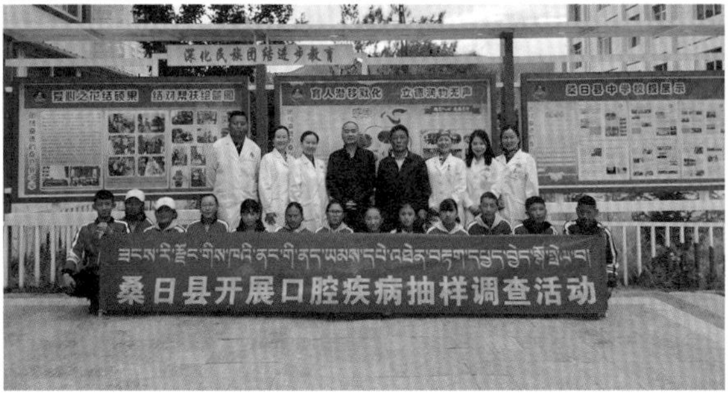
深化民族团结进步教育
桑日县开展口腔疾病抽样调查活动

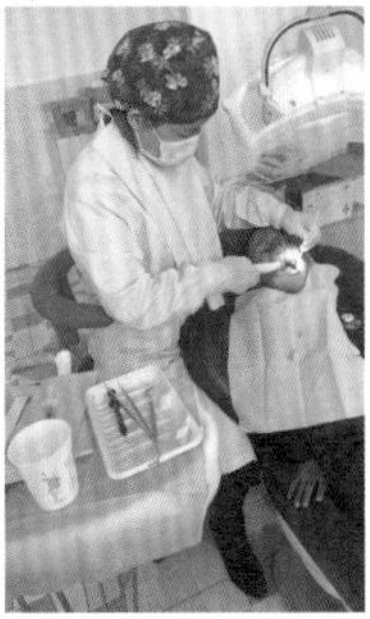

2019 年爱牙日

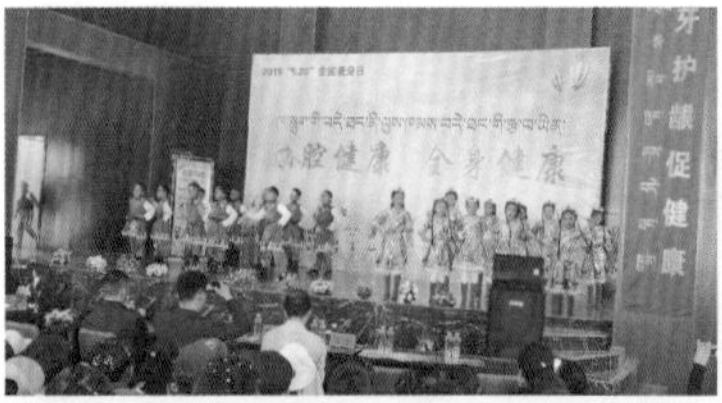

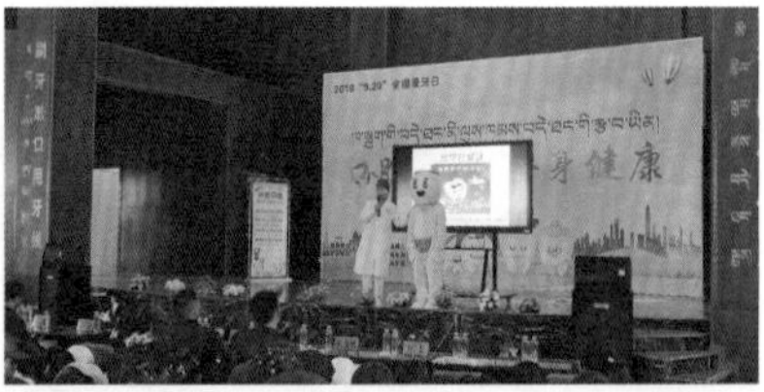

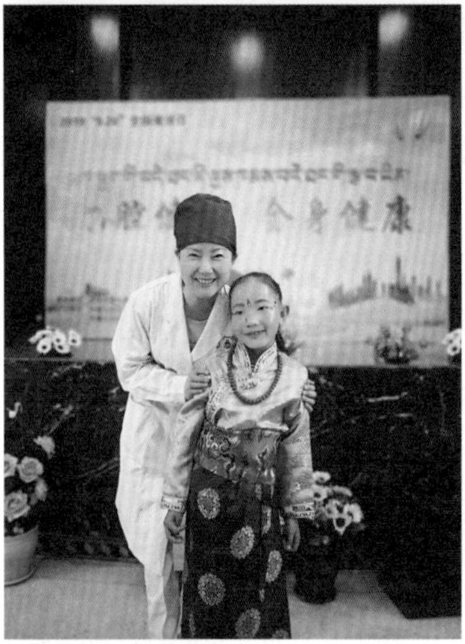

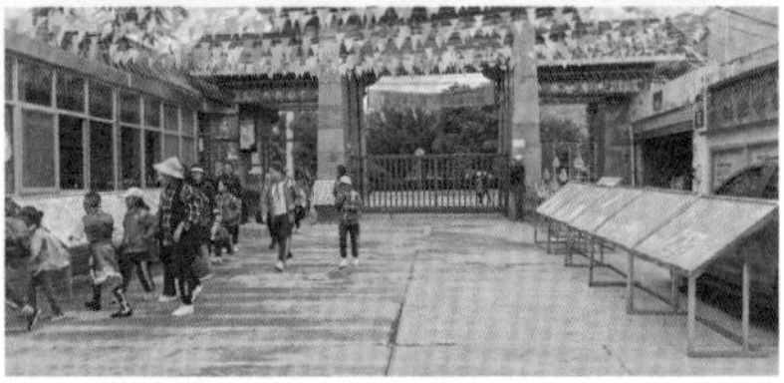

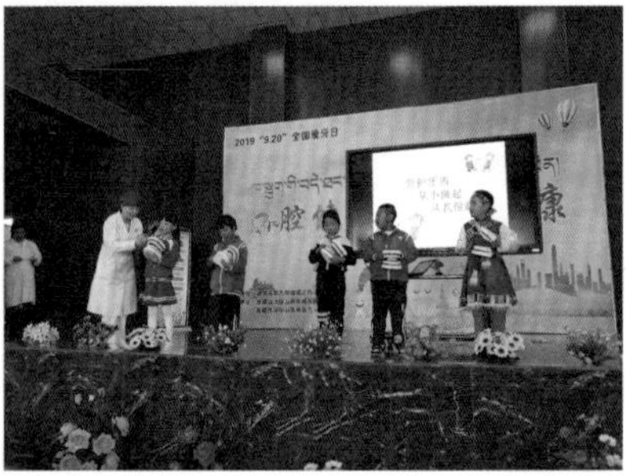

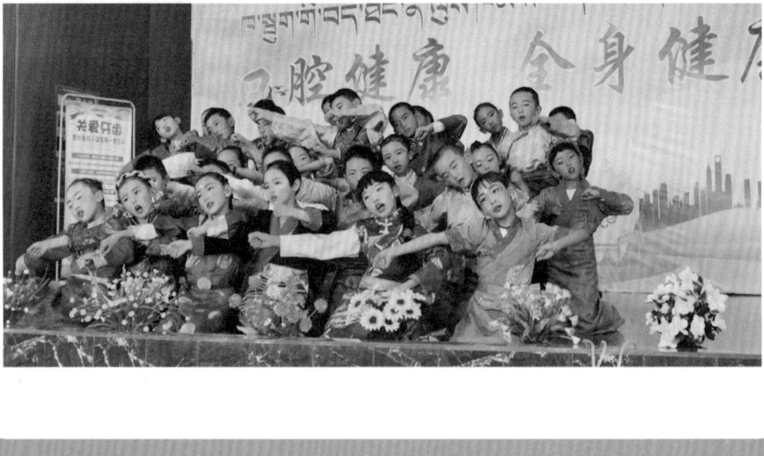

个人锦旗、工作和生活照

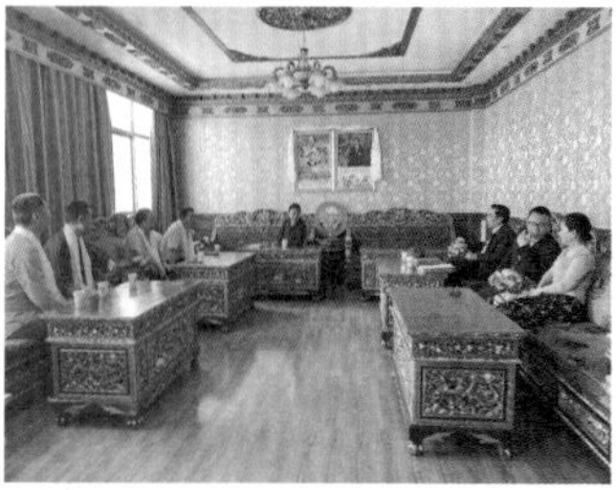

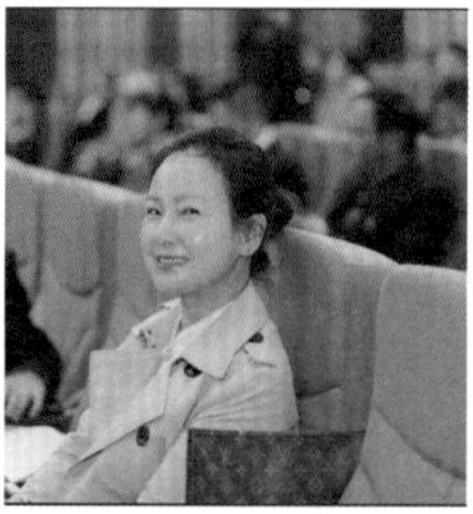

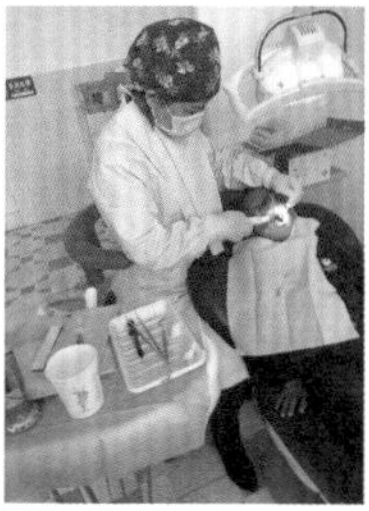

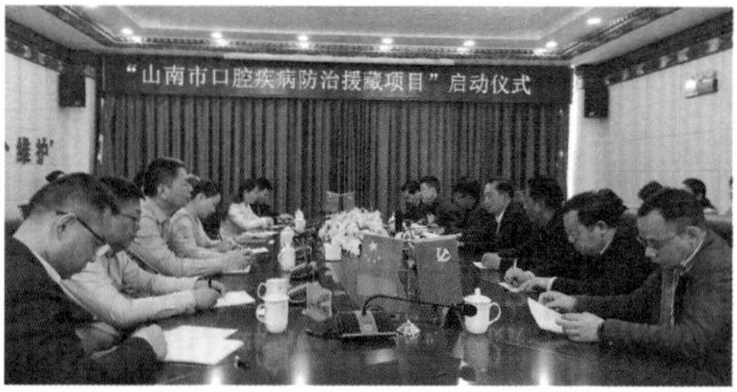
“山南市口腔疾病防治援藏项目”启动仪式

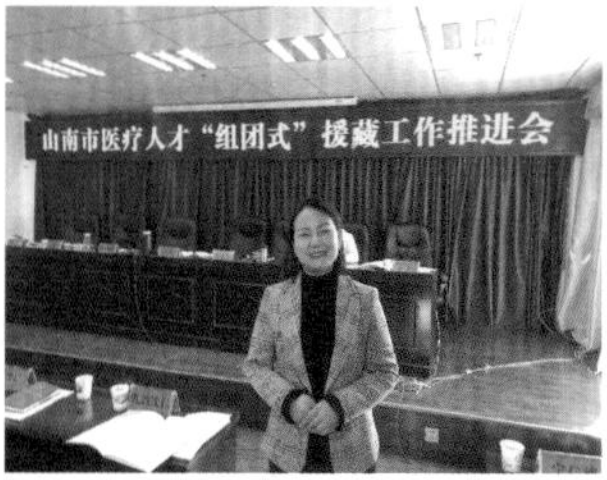
山南市医疗人才“组团式”援藏工作推进会

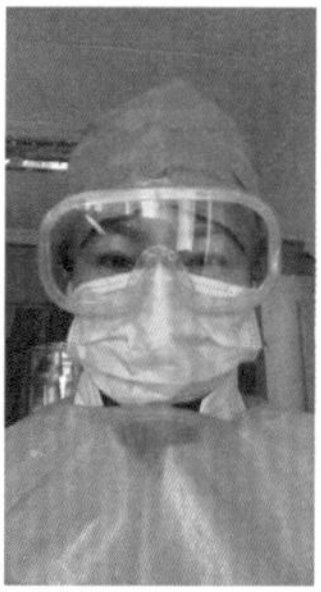

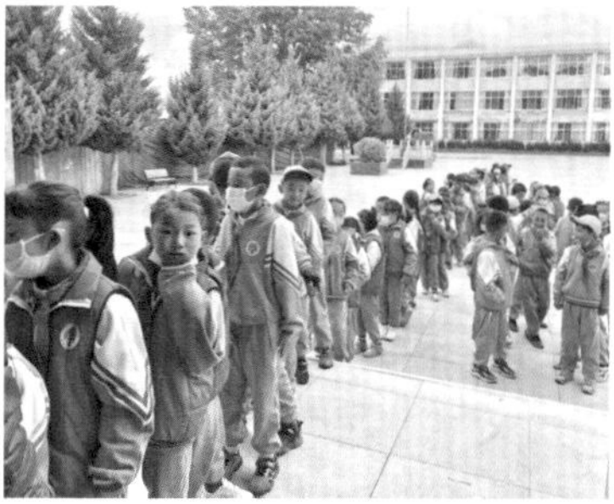

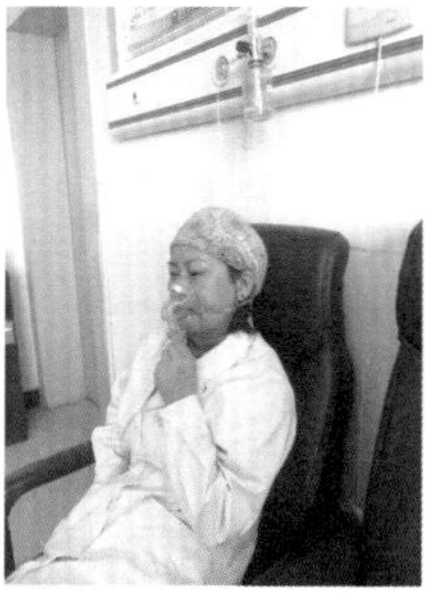

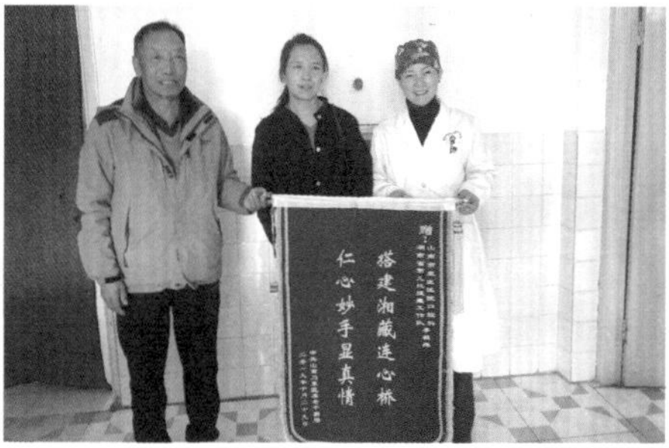
搭建湘藏连心桥
仁心妙手显真情

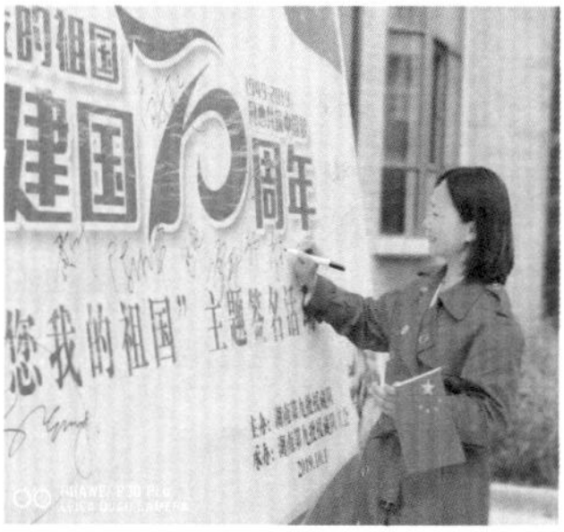
建国
周年

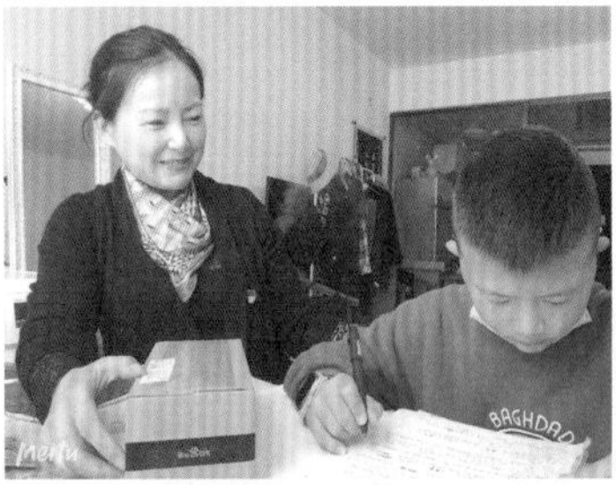

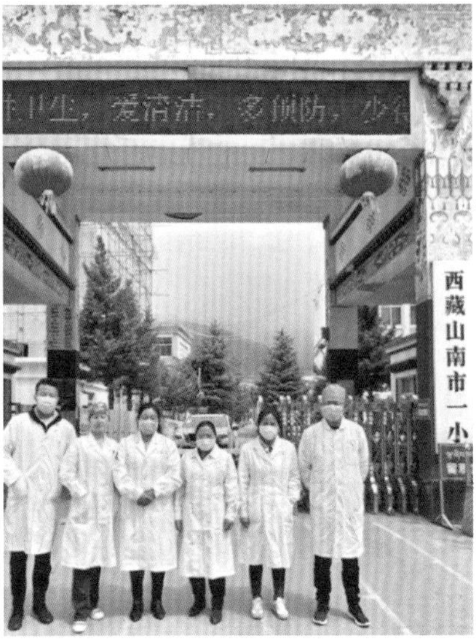

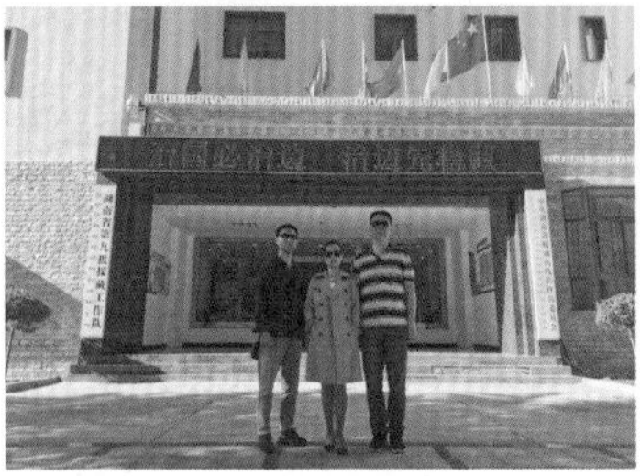

捐赠 15 万元口腔医疗物品

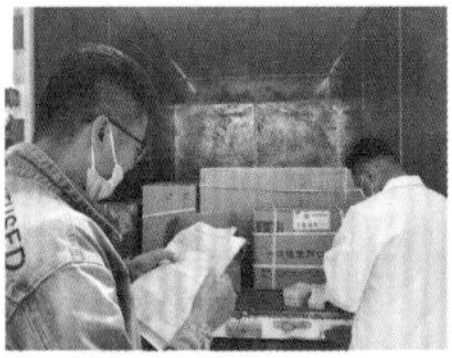

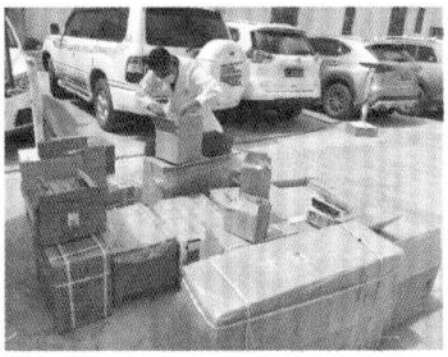

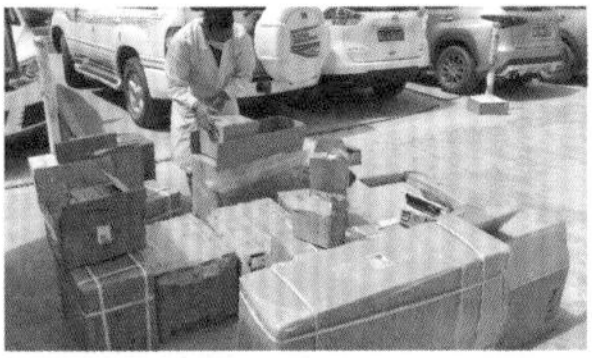

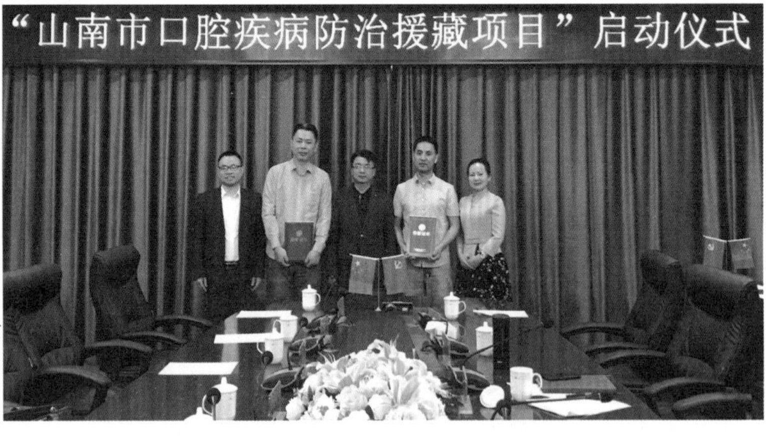